தடுப்பூசி
வெளிப்படும் உண்மைகள்

Accu Healer. **அ. உமர்பாரூக்** M.Acu, D.Ed (Acu),

குறிப்புகள் மொழியாக்கம் :

Healer. **இரா. ஞானமூர்த்தி** M.Acu, D.Ed (Acu),

எதிர் வெளியீடு

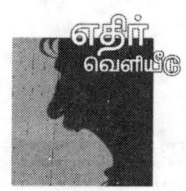

தடுப்பூசி வெளிப்படும் உண்மைகள்

அக்கு ஹீலர் அ. உமர் பாரூக்

முதல் பதிப்பு: மே 2010
எதிர் வெளியீடு முதல் பதிப்பு: டிசம்பர் 2015
எட்டாம் பதிப்பு: ஆகஸ்ட் 2024

எதிர் வெளியீடு,
96, நியூ ஸ்கீம் ரோடு, பொள்ளாச்சி – 642 002
தொலைபேசி: 04259 – 226012, 99425 11302

விலை: ரூ. 70

Thaduppoosi Velippadum Unmaikal
Acu Healer A. Umar Farook

Copyright © A. Umar Farook
Ethir Veliyeedu First Edition: December 2015
Eighth Edition: August 2024

Published by
Ethir Veliyeedu, 96, New Scheme Road, Pollachi - 642 002
email: ethirveliyedu@gmail.com
www.ethirveliyeedu.com

ISBN: 978-93-84646-45-5
Printed at Jothy Enterprises, Chennai.

All rights reserved. No part of this book may be reprinted or reproduced or utilised in any form or by any electronic, mechanical or other means, now known or hereafter invented, including photocopying and recording, or in any information storage or retrieval system, without permission in writing from the Publisher.

நன்றி :

தடுப்பூசி பற்றிய இந்நூலின் சுருங்கிய வடிவிலான இரண்டு கட்டுரைகளை வெளியிட்ட
"புது விசை" இதழ்
மற்றும்
தடுப்பு மருந்துகளுக்கான தன்னுடைய எதிர்ப்பை தமிழகத்தில் தொடர்ந்து பதிவு செய்து வரும்
டாக்டர். புகழேந்தி MBBS,

1

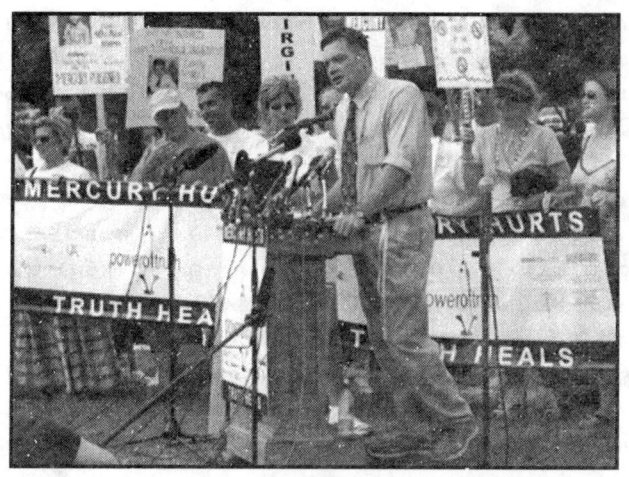

மருத்துவம் - உலகத்தால் போற்றப்படும் உயர்ந்த அறிவியலாக, சந்தேகத்திற்கு இடமற்ற தூய்மையான துறையாக பல நூற்றாண்டுகளாய் நம்பப்பட்டு வருகிறது. மனிதர்கள் தங்கள் உயிருக்குத் தரும் மதிப்பை அது சார்ந்த மருத்துவத் துறைக்கும் தந்து வந்திருக்கிறார்கள். மருத்துவத்தின் துவக்க காலத்தில் அது ஒரு சேவையாகவும், பிற மனிதர்களுக்குச் செய்யப்படும் பேருதவியாகவும் கருதப்பட்டது. மருத்துவ அறிவியலின் வரலாறு என்பது இயற்கையை உணர்ந்து கொள்ளும் விருப்பத்தோடு கூடிய பல தனிமனிதர்களின் அர்ப்பணிப்பு உணர்வுகளால் பின்னப்பட்டது.

ஆனால் இன்றைய உலகம் நேர்மாறானது; தொழில் மயமானது. லாபம் என்ற ஒற்றை வார்த்தை இவ்வுலகின் பொருட்கள் முதல் மனிதர்களின் உணர்வுகள் வரை தின்று தீர்த்துக் கொண்டிருக்கிறது. பணம் தரும் என்று நம்பப்படுகிற எந்தத் துறையையும் வணிக வெறியர்கள் விட்டு வைக்கவில்லை. இயற்கை, செயற்கை,

ரசாயனம், மருத்துவம், விவசாயம், நாடு, இனம், மொழி என்று எந்த ஒரு பிரிவினையோ அல்லது தடையோ உலகமெங்கும் உள்ள இந்த லாபவெறியர்களுக்கு இல்லை. பல சேவை ரீதியான துறைகளை விழுங்கிச் செரித்து வரும் வியாபாரம் இப்போது மருத்துவத்தையும் விட்டுவைக்கவில்லை.

நம் கிராமப்புறங்களில் முன்பு ரேடியோ தான் பிரதான பொழுதுபோக்கு. அந்தக் காலத்தில் ரேடியோ மெக்கானிக்குகள் மிகக்குறைவு. கிராமங்களில், கொஞ்சம் சிறிய நகரங்களில் ஊருக்கு ஒரு மெக்கானிக்கே அதிகம். ரேடியோவில் எதாவது ஒரு பிரச்சினை தோன்றிவிட்டால் போதும் இந்த மெக்கானிக்குகளுக்கு கொண்டாட்டம் தான். ரேடியோ பெட்டிக்குள் என்னென்ன இருக்கிறது என்பதும், அது வேலை செய்யும் விதம் பற்றியும் சாதாரணமாக யாருக்கும் தெரியாது. அந்த ரேடியோ ஏன் வேலை செய்யவில்லை என்பதையும், அதற்குள் என்ன கோளாறு என்பதையும் மெக்கானிக் வெளிப்படையாகக் கூற மாட்டார். அவர் சொல்வது தான் உண்மை என்று அனைவரும் நம்ப வேண்டிய கட்டாயம். ஏனென்றால் ரேடியோவைப் பற்றி நமக்குத்தான் தெரியாதே. பெரும்பாலான ரேடியோக்கள் மெக்கானிக்குகளிடம் இருந்து சொந்த வீடு திரும்பாமலே காணாமல் போய்விடுவதும் உண்டு. மக்களுக்கு ரேடியோ பற்றி எப்போது தெரிய ஆரம்பித்ததோ அப்போதிருந்து மெக்கானிக்குகள் பற்றியும் தெளிவடைந்தனர்.

இக்காலத்தில் உலகில் உள்ள பலவகையான இயந்திரங்கள் பற்றியும், அதன் வேலைத்தன்மை பற்றியும் நாம் அறிந்து வந்துள்ளோம். ஆனால் அவசியமாக அறிந்திருக்க வேண்டிய நம் உடல் பற்றி அறிய முற்படுவதில்லை. எனவே தான் நவீன ரேடியோ மெக்கானிக்குகளாக இன்றைய மருத்துவர்கள் மாறி வருகிறார்கள். நம் உடலினுள் என்ன விதமான மாற்றம் நிகழ்கிறது என்பதையும், எது தொந்தரவிற்கு காரணம் என்பதையும் நாம் படிப்படியாக அறிந்தால் ஒழிய மருத்துவத்தை வணிகர்களிடமிருந்து மீட்க முடியாது. மருத்துவம் என்பதை பேசக்கூடாத விஷயமாக, புனிதமானதாக நாம் ஒதுக்கி வைக்கிறபோதுதான் அது ஒரு இரும்புக்கோட்டையாக உருமாறுகிறது. மருத்துவத்தை மக்களின் அன்றாட விவாதப் பொருளாக மாற்ற வேண்டும். அப்படி மாற்றுவதே இன்றைய மருத்துவத்தின் வணிகமயத்தை தடுக்க உதவும். போலி மருந்துகள், காலாவதியான ஊசிகள், அனுமதிக்கப்படாத வேதி சேர்க்கையுடன் கூடிய மருத்துவத் தயாரிப்புகள் என மருத்துவ உலகத்தின் அக

மாற்றங்கள் இப்போது நாம் அறியும் விதமாக வெளிப்படத் துவங்கியுள்ளன.

மருந்துகள் பற்றியும், தடுப்பூசிகள் பற்றியும் நூற்றாண்டுகளாகத் தொடரும் விவாதம் பொதுமக்களை அடையவில்லை. வணிக ரீதியான மருத்துவ வியாபாரம் பாதிக்கப்படக்கூடாது என்பதற்காக வரலாற்று ரீதியான மாற்றுக் கருத்துக்களும், உண்மைகளும் மக்களிடமிருந்து விலக்கி வைக்கப்பட்டுள்ளன.

மருந்துகளின் தயாரிப்பு பற்றியும் அதன் ரசாயனக் கலப்புகள் பற்றியும் கேள்விகள் துவங்கிவிட்டன. மெல்ல மெல்ல பரவி வரும் இந்த விழிப்புணர்வு முழு மருத்துவ உலகையும் கேள்விக்குள்ளாக்கி உண்மைகளை வெளிப்படுத்தும் துவக்கமாக மாறும். நோய் ஏற்பட்ட பிறகு பயன்படுத்தப்படும் மருந்துகளை விட நோயைத்தடுக்கும் என்று நம்பப்படும் தடுப்பு மருந்துகள் தனி கவனத்தையும், முக்கியத்துவத்தையும் பெற்றுள்ளன. உலகமெங்கும் பரவி வருவதாக நம்பப்படும் புதிய புதிய நோய்கள் பற்றிய அச்சத்தை இந்த தடுப்பு மருந்துகளின் வருகை குறைத்திருக்கிறது. மக்களின் நம்பிக்கைக் கேற்ற நன்மைகளை தடுப்பு மருந்துகள் உண்மையிலேயே செய்கின்றனவா? அல்லது வெறுமனே பணம் செய்யும் வழிமுறை யாக பயன்படுத்தப்படுகிறதா? என்பதை அதன் வரலாற்றுப் பூர்வமான உண்மைகளோடு ஆராய்வோம்.

கனடாவின் VRAN (Vaccination Risk Awareness Network) அமைப்பு உலக மக்களுக்கு ஒரு வேண்டுகோளை முன்வைக்கிறது. "மனித வாழ்வின் விலைமதிப்பற்ற செல்வம் குழந்தைகள் தான். நாம் மிக அதிக கவனம் செலுத்த வேண்டியவர்களும் அவர்களே. தயவுசெய்து உங்கள் குழந்தைகளுக்கு தடுப்பூசி போடுமுன் நன்கு ஆராய்ந்து செயல்படுங்கள்". இந்த அமைப்பு தடுப்பூசிகளால் பாதிக்கப்பட்ட குழந்தைகளின் பெற்றோர்களால் உலகம் முழுவதும் ஏற்படுத்தப்பட்ட அமைப்பு.

இன்றைய உலகம் விஞ்ஞான வளர்ச்சியின் உதவியால் ஒரு சிறிய கிராமமாக மாறிவிட்டது என்று பலரும் திரும்பத் திரும்ப கூறிவருகிறார்கள். இந்த தடுப்பூசிகள் பற்றிய உண்மையான செய்திகள் எதுவும் அருகிலிருக்கும் நாடுகளில் இருந்து கூட நமக்கு எட்டுவதில்லை. உள்நாட்டிலேயே நடக்கும் பல நிகழ்வுகள் மக்களை அடைவதில்லை. விஞ்ஞானத்தால் கிராமமாகச் சுருக்கப்பட்ட

இச்சிறிய உலகில் எந்த விஷயத்தை மக்களுக்குத் தெரிவிக்க வேண்டும் என்று ஆட்சியாளர்கள் விரும்புகிறார்களோ அது மட்டும்தான் திட்டமிட்டுத் தெரிவிக்கப்படுகிறது.

சுற்றுச்சூழல் நலனுக்கான மருத்துவர் குழுவின் உறுப்பினர். **டாக்டர்.புகழேந்தி,** MBBS, அவர்களின் வரிகள் தடுப்பூசி பற்றிய நல்லதொரு அறிமுகத்தை நமக்குத் தரும்.

"எந்த தடுப்பு மருந்தும் ஒவ்வாமை காரணமாக இறப்பு உள்ளிட்ட பின் விளைவுகளை ஏற்படுத்த முடியும். அமெரிக்காவில் திம்மர்சால் வேதிப்பொருள் கலந்த தடுப்பூசிகள் தடைசெய்யப்பட்டுள்ளன. ஆனால் இந்தியாவில் தொடர்ந்து புழக்கத்தில் உள்ளது பற்றி அரசோ, மருத்துவர்களோ பேசுவதில்லை. தடுப்பூசி மருந்தில் கலப்படம் ஏற்பட்டாலோ அல்லது மருந்தின் திறனை காப்பதற்காகச் சேர்க்கப்படும் (preservatives) வேதிப்பொருட்கள் வினை புரிந்தாலோ இறப்பு நிகழும் அபாயம் இருந்துகொண்டே இருக்கிறது என்பதை மருத்துவர்களும், பத்திரிக்கைகளும் வெளியிடுவதில்லை.

மருந்துச் சந்தையின் பணம் காய்க்கும் மரமாக இருப்பது தடுப்பூசி. அதைப்பற்றி இப்போதாவது மக்கள் விழிப்புணர்வு பெற வேண்டும்"

தடுப்பூசி குறித்த ஆய்வுகள் இம்மருந்துகளின் விளைவுகள் குறித்து நீண்ட காலமாகவே எச்சரித்து வருகின்றன. ஏற்கனவே உடல் ரீதியான பாதிப்புள்ள குழந்தைகள் தடுப்பூசிகளுக்குப் பின் அதிக அளவில் பாதிக்கப்படுகின்றன.

ஆரோக்கியமான குழந்தைகளுக்கு மூளை மற்றும் நரம்பியல் தொடர்பான பாதிப்புகள் ஏற்படுகின்றன என்பதை ஆய்வுகள் நிரூபித்துள்ளன. அமெரிக்காவில் தடுப்பூசிகளால் பாதிக்கப்பட்ட குழந்தைகளின் பெற்றோர்கள் தொடுத்த வழக்குகளை விசாரிக்க தனியாக தடுப்பூசி வழக்குகளுக்கான நீதிமன்றம் (U.S.Vaccine Court) செயல்படுகிறது. 1980 லிருந்து தடுப்பூசி பாதிப்பு நிவாரணத்திட்டம் நடப்பிலுள்ளது. அமெரிக்கா, இங்கிலாந்து போன்ற மருந்து வணிகத்தை முன்னெடுத்துச் செல்லும் நாடுகளில் தடுப்பூசி பாதிப்புகளுக்கு எதிரான நஷ்ட ஈடாக கோடிக்கணக்கான டாலர்களை மக்கள் வரிப்பணத்திலிருந்து அரசாங்கங்கள் செலவழித்து வருகின்றன.

பணக்கார நாடுகளை எவ்வித கேள்விகளும் இன்றி கண்மூடித்தனமாக பின்தொடரும் வளரும் நாடுகளின் சிந்தனை மழுங்கடிக்கப்பட்டிருக்கிறது. மேலை நாடுகளில் இருக்கும் தடுப்பூசிகள் பற்றிய விழிப்புணர்வு நம் மக்களுக்கும் இல்லை; அரசுக்கும் இல்லை.

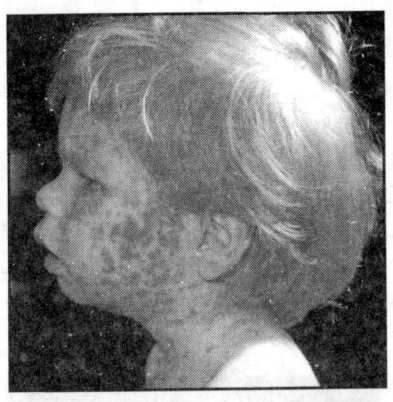

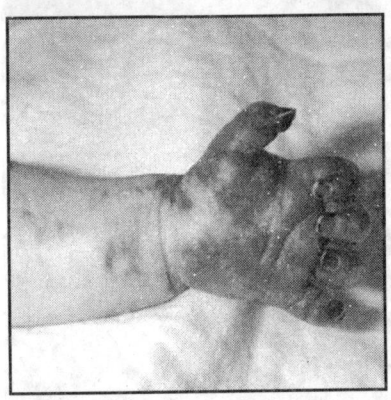

"தடுப்பூசிகளின் காரணத்தால் உலகில் ஒரு நாள் இரத்த ஆறு ஓடும். நாளைய டாக்டர்கள் அதிர்ச்சிக்குள்ளாகி எப்படி ஒரு நல்ல ஆராய்ச்சியும் இல்லாமல் எந்த ஒரு நன்மையும் இல்லாத விஷத்தை நம்முடைய பிஞ்சுக் குழந்தைகளின் உடலில் ஏற்றி 21 ஆம் நூற்றாண்டு வரை கொண்டு சென்றோம் என்று புலம்புவார்கள்." தடுப்பூசி ஆராய்ச்சியாளர் டாக்டர். டெட் கோரனின் இந்த வரிகளை நாம் முழுமையாக உள்வாங்க வேண்டுமென்றால் தடுப்பு மருந்துகளின் வரலாற்றை ஆராய்வோம்.

2

தடுப்பு மருந்துகளின் வரலாறு அம்மை குத்துதலில் இருந்து துவங்குகிறது. பதினாறாம் நூற்றாண்டில் ஐரோப்பாக் கண்டத்தில் பாரசெக்ஸஸ் என்பவருடைய ''எந்த நோயையும் அந்த நோயாலேயே குணமாக்க வேண்டும்'' என்ற கோட்பாட்டிலிருந்து தடுப்பு மருந்து களுக்கான சிந்தனை பிறந்திருக்க வேண்டும் என்று கூறுகிறார் வரலாற்று ஆராய்ச்சியாளர் விடக்.

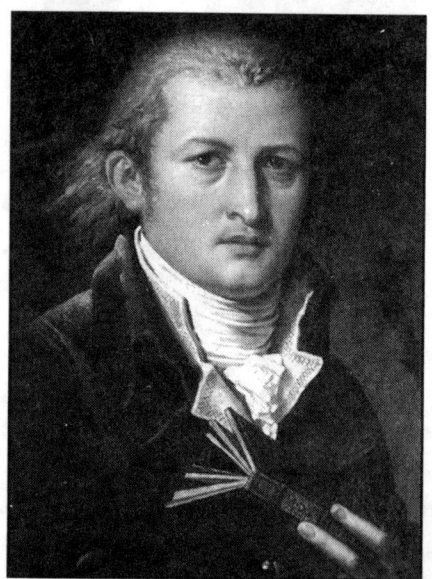

கி.பி.1672 இல் காண்ஸ்டாண்டிநோபிளில் ஒரு பெண்மணி அம்மை நோய்க்கான தடுப்பு மருந்தை முதன் முதலில் கண்டுபிடித்தார். இந்த அம்மை மருந்தை போட்டுக்கொள்வதற்கு பக்தியோடு நாற்பது நாள் உண்ணா நோன்பிருந்து, கடும் பத்தியங்கள் விதிக்கப்பட்ட பிறகே மருந்தளிக்கப்படும். ஐரோப்பா முழுக்க அம்மை நோய் பாதிப்பை

ஏற்படுத்தியிருந்த அக்காலத்தில் இந்த அம்மை தடுப்பு மருந்து ஏழைகளுக்கும், கூலியாட்களுக்கும் கொடுக்கப்பட்டது. பின்பு படிப்படியாக ஐரோப்பா முழுவதும் அம்மை மருந்து பரவியது. ''அக்காலத்து டாக்டர்கள் அனைவரும் இம்மருந்தை பையில் போட்டுக்கொண்டு பணம் சம்பாதிக்கத் துவங்கினார்கள்'' என்று குறிப்பிடுகிறார் டாக்டர்.ஹென்றி லிண்ட்லார்.

சிறிது காலத்திலேயே அம்மை குத்துவதால் அம்மை நோய் குணமாகவில்லை என்பதையும், முன்பை விட பல மடங்கு பெருகி யிருப்பதையும் மக்கள் கண்டுகொண்டார்கள். இம்மருந்தின் பயன்பாடு குறைந்து பின்பு முழுமையாகக் கைவிடப்பட்டது. ஏறத்தாழ நூறு ஆண்டுகளுக்குப் பிறகு கி.பி.1796 இல் எட்வர்ட் ஜென்னர் என்பவர் அம்மை மருந்தைக் கண்டுபிடித்தார். இக்கண்டுபிடிப்பு 16 ஆம் நூற்றாண்டின் அம்மை மருந்தை ஒத்திருந்தது. ஜென்னர் தன்னுடைய மகனுக்கு முதன் முதலில் அம்மை மருந்தைக் கொடுத்து தன் கண்டுபிடிப்பை நிரூபித்தார். அனைத்து மருத்துவர்களாலும் ஏற்றுக்கொள்ளப்பட்ட பின்பு சில வருடங்களில் அம்மைத் தடுப்பு மருந்து முதன்முதலில் போடப்பட்ட ஜென்னருடைய மகனும், இன்னும் ஒருவரும் மருந்தின் வீரியத்தால் மரணமடைந்தனர். இதனால் எட்வர்ட் ஜென்னர் தன்னுடைய இரண்டாவது மகனுக்கு அம்மைத் தடுப்பூசியைப் போடவில்லை. ஆனால் உலகம் முழுவதும் அம்மைத் தடுப்பூசி புழக்கத்திற்கு வந்தது.

இந்த தடுப்பு மருந்திற்கு Vaccination என்று பெயர் சூட்டினார் ஜென்னர். Vacceinus என்ற பசுவைக்குறிக்கும் லத்தீன் மொழிச் சொல்லிலிருந்து இந்தப் பெயர் பிறந்தது.

1853 ஆம் ஆண்டு இங்கிலாந்தில் அம்மை குத்துதலைக் கட்டாயமாக்கும் சட்டம் அமுலுக்கு வந்தது. இதைத் தொடர்ந்து உலகின் பல பகுதிகளில் தடுப்பு மருந்துகள் பரவின. கட்டாயச் சட்டங்களும் அமலுக்கு வந்தன. அம்மை நோய்த்தாக்கத்தில் இம்மருந்துகள் எவ்வித மாற்றத்தையும் ஏற்படுத்தவில்லை என்பதோடு புதிய பல எதிர் விளைவுகள் ஏற்படுவதும் வெளிப்பட்டது.

1870 -71 களில் அம்மை நோய் ஜெர்மனியில் பெரும் தாக்கத்தை ஏற்படுத்தி இருந்தது. சுமார் 10 லட்சம் பேருக்கு அம்மை நோய் தோன்றியது. இவர்களில் ஒரு லட்சத்து இருபதாயிரம் பேர் இறந்து விட்டனர். இறந்தவர்களில் நூற்றுக்கு 96 பேர் அம்மை குத்திக் கொண்டவர்கள்.

இம்மருந்திற்கு எதிராய் மருத்துவர்களில் பலரும், விஞ்ஞானிகளில்

ஒரு பிரிவினரும் உலகம் முழுவதும் இணைந்து தங்கள் எதிர்ப்புகளை வெளிப்படுத்தினார்கள். இதைத்தொடர்ந்து 1880 ஆம் ஆண்டில் உலக தடுப்பூசி எதிர்ப்புச் சங்கம் (International Anti&Vaccination League) உருவாக்கப்பட்டது. இதன் மாநாடு 1880 டிசம்பரில் பாரீஸில் நடைபெற்றது. இதில் பல நாடுகளில் இருந்து பிரதிநிதிகள் கலந்துகொண்டனர். தடுப்பூசிகளை எதிர்க்கும், முறைப்படுத்தக் கோரும் பத்து தீர்மானங்கள் அம்மாநாட்டில் நிறைவேற்றப்பட்டன.

ஜெர்மனியில் ஏற்பட்ட தடுப்பூசி மருந்துகளின் பாதிப்பைத் தொடர்ந்து அந்நாட்டின் மத்திய அமைச்சர் பிஸ்மார்க் 1888 ஆம் ஆண்டில் மாநில அரசுகளுக்கு தடுப்பூசி பற்றிய சுற்றறிக்கையை அனுப்பினார். ''சொரி, சிரங்கு, தோல் பாதிப்புகள் போன்ற புதிய நோய்கள் வருவதற்கு இந்த அம்மை மருந்து காரணமாகி விட்டது. பசுவின் சீழிலிருந்து தயாரிக்கப்படும் அம்மை மருந்து நல்லதென்று பயன்படுத்தினோம். ஆனால் அம்மை நோயை விட அந்த மருந்து கூடுதலான தீங்குகளைச் செய்துவிட்டது'' என்று தொடங்கும் அந்த அறிக்கையில் அம்மை மருந்தின் பயங்கரங்களை கண்டிப்புடன் தயவு தாட்சண்யம் இல்லாமல் மாநில அரசுகளுக்குத் தெளிவு படுத்தியிருந்தார். இந்த அறிக்கையைத் தொடர்ந்து ஜெர்மன் மாநில அரசுகள் கட்டாயத் தடுப்பூசிச் சட்டத்தை கைவிட்டன.

1889 ஆம் ஆண்டில் இங்கிலாந்தில் அம்மை மருந்தின் விளைவுகளை ஆராய ராயல் கமிஷன் (Royal commision on Vaccination) ஏற்படுத்தப் பட்டது. ஏழு ஆண்டுகள் விசாரணைக்குப் பிறகு ராயல் கமிஷன் தன் அறிக்கையை வெளியிட்டது. 1896 இல் வெளியிடப்பட்ட அறிக்கையைத் தொடர்ந்து இங்கிலாந்தில் கட்டாயத் தடுப்பூசிச் சட்டம் நீக்கப்பட்டது.

அம்மை மருந்துகளின் விளைவுகள் மனிதர்களை மட்டுமல்லாமல் கால்நடைகளையும் விட்டு வைக்கவில்லை. ஸ்காட்லாண்டில் ஆடுகளுக்கு அம்மை நோய் ஏற்பட்டபோது இத்தடுப்பூசிகள் பயன் படுத்தப்பட்டன. தடுப்பூசிகள் போடப்பட்ட ஆடுகளுக்கு பால் வற்றிப்போயின. இப்பாதிப்பைக் கொண்டு அம்மை மருந்தின் விளைவுகளை ஆராய்ந்த டாக்டர். லிண்ட்லார் இவ்வாறு கூறுகிறார்.

''அம்மை மருந்தால் உடலில் கொப்புளங்களும், சிரங்குகளும் முதலில் தோன்றுகின்றன. பின்பு ரசாயனப்பொருள் உடல் முழுவதும் பரவி பக்க வாதம், நரம்பு மண்டல பாதிப்பு, மூளைக்கோளாறு போன்றவைகள் ஏற்படுகின்றன. இன்று அம்மை குத்தும் மருந்துகளை உற்பத்தி செய்வது வருமானம் தரக்கூடிய பெரிய வியாபரம் ஆகிவிட்டது. இதன் மூலம் பல கம்பெனிகள் ஆண்டிற்கு பல கோடி ரூபாய்களை

லாபமாக ஈட்டுகின்றன. ஆடுகளிலேயே அம்மை மருந்தின் விளைவுகள் இவ்வளவு கொடியதாக இருந்தால் மனிதர்களைப் பற்றி என்ன சொல்ல? பத்தாயிரம் சிறுமிகள் பருவமடைவதற்கு முன்பே இரண்டு மூன்று தடவைகள் அம்மை மருந்து ஏற்றிக்கொண்டதால் இவர்களின் பால் சுரப்பிகளின் வளர்ச்சி பாதிப்படைந்து பிற்காலத்தில் குழந்தைப் பேற்றிற்குப் பின் பால் சுரக்கவில்லை''

3

தடுப்பு மருந்துகள் நேர்மையாக உற்பத்தி செய்யப்பட்டாலே அதன் எதிர் விளைவுகள் எண்ணிலடங்காதவை. ஆனால் தடுப்பூசிகளின் தேவை அதன் துவக்க காலத்திலேயே மிகப்பெரிய அளவிற்கு இருந்ததால் வியாபாரத் தந்திரங்களோடு தான் அவை மக்களை வந்தடைந்தன.

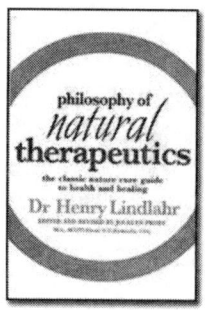 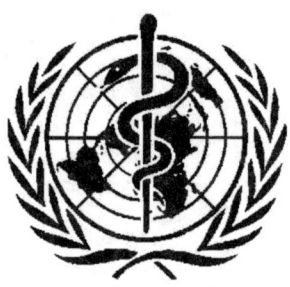

1902, 1903 ஆம் ஆண்டுகளில் இங்கிலாந்தில் கால்நடைகளுக்கு புதிய வியாதிகள் தோன்றின. இதனை ஆய்வு செய்யும் போது ஒரு உண்மை வெளிப்பட்டது. அம்மை மருந்து உற்பத்தி செய்வதற்காக ஜெர்மனி எச்.டி.மல்பர்ட் மருந்துக் கம்பெனி ஜப்பான் கால்நடைகளைக் கொண்டு வந்தது. அவற்றிற்கு ஏற்கனவே இருந்த பல நோய்கள் அம்மை நோயோடு வினைபுரிந்து புதிய பல நோய்கள் ஏற்படக் காரணமாக இருந்தன. வெளியே கசியத்துவங்கிய இவ்வுண்மையை செய்திகளில் வரவிடாமல் தடுக்க மல்பர்ட் மற்றும் பார்க்டேவிஸ் கம்பெனிகள் பல ஆயிரம் டாலர்களை செலவுசெய்தன. என்றாலும் அனைத்தையும் மீறி தடுப்பூசி பற்றிய உண்மைகள் உலகம் முழுவதும் வெளிவரத்துவங்கின.

17.5.1909 ஆம் தேதியன்று சிகாகோ நாளிதழ்கள் அனைத்திலும் இச்செய்திகள் இடம்பெற்றன. அமெரிக்காவின் மிக்ஸிகான், நியூயார்க், மேரிலாண்ட், பென்சில்வேனியா போன்ற நகரங்களிலுள்ள கால்நடைகளுக்கு வந்திருந்த நோய்களனைத்தும் இதே மருந்துகளால் தோன்றியவைதான் என்றும், ஏற்கனவே நோய்த்தாக்கத்திற்குள்ளான பசுக்களிடமிருந்து தடுப்பூசி மருந்து தயார் செய்து பிற கால்நடைகளுக்கு சிகிச்சை அளித்ததால் இந்த நோய்த்தாக்கம் ஏற்பட்டிருப்பதாக கால்நடை ஆராய்ச்சிப் பத்திரிக்கைகள் எழுதின.

இன்றைய நவ நாகரீக மனிதர்கள் உணவின்றித் தவிக்கும் சக மனிதர்களைக் கண்டுகொள்ளாமல் தங்கள் செல்லப் பிராணிகளை வளர்க்க சிரத்தை எடுத்துக் கொள்வதைப்போலவே அன்றைய மக்களும் இருந்தார்கள். மனிதர்களுக்கு இந்த தடுப்பு மருந்துகள் கொடூரமான பாதிப்புகளை ஏற்படுத்திய போதெல்லாம் அமைதி காத்த பத்திரிக்கைகளும், உலக மக்களும் தங்கள் ஆடு, மாடுகளுக்கு ஏற்பட்ட பாதிப்பைத் தாங்கிக்கொள்ள முடியாமல் தடுப்பு மருந்துகளை எதிர்த்தார்கள்.

கண்டுபிடிக்கப்பட்ட காலத்திலிருந்து எதிர் விளைவுகளாலும், கொடூர நோய்களாலும் நிரப்பப்பட்ட வரலாறு தடுப்பூசிகளுடையது என்றாலும், அதன் பரவலைத் தடுக்க இயலவில்லை. பல பன்னாட்டு கம்பெனிகளும், உலக அரசாங்கங்களும் தடுப்பு மருந்தின் வளர்ச்சியில் அதிக கவனம் செலுத்தியதன் விளைவாக புதிய புதிய நோய்களுக்கான தடுப்பு மருர்துகள் சந்தைக்கு வந்த வண்ணம் இருந்தன. மஞ்சள் காமாலைத் தடுப்பூசி, போலியோ தடுப்பூசி மற்றும் சொட்டு மருந்து, டி.பி.டி, முத்தடுப்பு ஊசிகள், கக்குவான் இருமல் தடுப்பூசி என புதிய மருந்துகள் பெரிய பெரிய மாயாஜால விளம்பரங்களோடு வந்து சேர்ந்தன. உதாரணத்திற்கு அமெரிக்காவை எடுத்துக் கொள்ளலாம். இங்கு *1980* களில் குழந்தைகளுக்கு பரிந்துரைக்கப்பட்ட தடுப்பூசிகளின் எண்ணிக்கை பத்து. *2008* ஆம் ஆண்டு கணக்குப்படி அமெரிக்க குழந்தைகளுக்குப் பரிந்துரைக்கப்படும் தடுப்பூசிகளின் எண்ணிக்கை *36*. பிற உலக நாடுகள் அமெரிக்காவையும், இங்கிலாந்தையும் பின்பற்றித்தான் தங்கள் முடிவுகளை வழிநடத்துகின்றன என்பதை தனியாகச் சொல்லத் தேவையில்லை. தடுப்பூசிகளை அமல்படுத்துவதிலும் அதே நிலைதான்.

1989 ஆம் ஆண்டில் அமெரிக்கப் பள்ளிக் குழந்தைகள் அனைவருக்கும் அம்மைத் தடுப்பூசி கட்டாயமாக்கப்பட்டிருந்தது. அமெரிக்காவின் நோய்க் கட்டுப்பாட்டு மையம் சி.டி.சி. (Centre for Disease Control) என்ற அதிகாரப்பூர்வ அமைப்பு அம்மைத் தடுப்பூசி பற்றிய ஆய்வொன்றை மேற்கொண்டது. இந்த ஆய்வில் ஊசி

போடப்பட்ட பிறகு 98% அமெரிக்க குழந்தைகளை அம்மை நோய் தாக்கியிருந்தது கண்டுபிடிக்கப்பட்டது. இது ஊசி போடுவதற்கு முன்பிருந்த நிலையை விட மிக அதிகம். இந்நிலை அமெரிக்காவில் மட்டுமல்ல பல நாடுகளிலும் தொடர்ந்தது. அம்மை தடுப்பூசியால் அந்த நோய் வருவதைத் தடுக்க முடியவில்லை என்பது ஒரு புறம் இருக்க புதிய எதிர் விளைவுகளான மூட்டுவலி, வலிப்பு போன்ற வேறு சில நோய்களையும் தூண்டிவிடுகிறது என்பது அந்த ஆய்வில் நிரூபண மானது. இங்கிலாந்தில் வருடம் ஒன்றுக்கு 30 ஆயிரம் பேர் வலிப்பு நோயால் பாதிக்கப்படுகின்றனர். இதில் பெரும்பகுதியினர் அம்மைத் தடுப்பூசி போட்டுக் கொண்டவர்கள். இத்தகவல்களை பிரிட்டிஷ் மெடிக்கல் ஜர்னல் வெளியிட்டது.

உலக சுகாதார நிறுவனத்தின் (World Health Organisation) பரிந்துரைப்படி 1989-91 களில் அமெரிக்காவில் தெற்கு கலிபோர்னியா வைச் சேர்ந்த கறுப்பின மற்றும் லத்தீன் அமெரிக்கக் குழந்தைகளுக்கு அம்மைத் தடுப்பூசி செலுத்தப்பட்டது. இதே ஊசி, இதே ஆண்டுகளில் பல ஆப்பிரிக்க நாடுகளிலும் அந்தந்த குழந்தைகளின் பெற்றோர்களுக்குத் தெரியாமல் செலுத்தப்பட்டது. அது வரைக்கும் அம்மை நோய் என்றால் என்னவென்றே அறியாத அவர்கள் ஊசியின் விளைவால் பலவிதமான பாதிப்புகளுக்கு ஆளானார்கள். பல குழந்தைகள் இறந்தும் போனார்கள். பலத்த எதிர்ப்பிற்குப் பிறகு உலக சுகாதார நிறுவனம் அந்த மருந்தை சந்தையில் இருந்து விலக்கிக்கொண்டது.

1990 களில் மஞ்சள்காமாலைத் தடுப்பூசி பூதாகரமாகப் பிரச்சாரம் செய்யப்பட்டது. மஞ்சள் காமாலை ஒரு ஆட்கொல்லி நோய் என்பது போலவும், அந்நோய் வந்தவர்கள் மிக அதிக அளவில் மரண மடைகிறார்கள் என்பது போலவும் அதிலிருந்து மக்களைக் காக்க மஞ்சள் காமாலைத் தடுப்பூசி பாதுகாவலனாக வந்திருக்கிறது என்றும் உலகம் முழுவதும் விளம்பரம் செய்யப்பட்டது. இதில் துக்கம் என்னவென்றால் இந்தியா போன்ற தெற்காசிய நாடுகள் நம்பியதுதான். ஏனென்றால் மஞ்சள் காமாலை நோய்க்கு மருந்துகள் எதுவும் இல்லாமல் உணவுமுறையை ஒழுங்குபடுத்துவதிலேயே குணமாகும் என்பதை உலகிற்குச் சொன்ன நாடு நம்முடையது. ஆங்கில மருத்துவத்தில் மஞ்சள் காமாலைக்கு மருந்தில்லாத இந்த நூற்றாண்டிலும் பாரம்பரிய மருத்துவ அறிவால் நோயிலிருந்து விடுபடும் முறையை உலக பல்கலைக் கழகங்களுக்கு நாம் கற்றுத்தந்திருக்கிறோம். மஞ்சள் காமாலை பற்றிக் கூறும் உலக சுகாதார நிறுவனம் இந்நோய் பாதிப்பிற்குள்ளானவர்களில் 94% பேர் உணவுமுறைகளிலேயே குணமாகி விடுவதாகவும், 5% பேருக்கு தாமதமான நோய்க்குறியீடுகள் தோன்றுவதாகவும் 1% பேர் இறப்பதற்கு வாய்ப்பிருப்பதாகவும் தெரிவிக்கிறது.

இவ்வளவு சாதாரணமான ஒரு நோயை உலகம் முழுவதும் வெகு வேகமாகப் பரவும் ஆட்கொல்லி நோயாகச் சித்தரித்து அதற்கான தடுப்பு மருந்தையும் அறிமுகப்படுத்தினர். அமெரிக்காவில் பிறக்கும் ஒவ்வொரு குழந்தைக்கும் மஞ்சள் காமாலை ஊசி போடுவது கட்டாயம் என்ற சட்டம் 1990 களில் நடைமுறையில் இருந்தது. அமெரிக்காவின் தடுப்பூசிச் சட்டங்கள் மிகவும் கடுமையானவை. பிறக்கும் குழந்தை ஒவ்வொன்றிற்கும் தடுப்பூசி போட்டே ஆக வேண்டும். அப்படி போடாதவர்களுக்கு பிறப்புச்சான்றிதழ் வழங்குவதிலும், பள்ளியில் சேர்ப்பதிலும் கூட பிரச்சனைகள் தொடரும். (இந்திய தடுப்பூசித் திட்டங்களும் அமெரிக்காவைப் பின்பற்றுபவை என்பதால் எழுத்துப்பூர்வமாக இல்லாமல் வாய்மொழி உத்தரவுகள் மூலம் இதே விஷயங்கள் இங்கேயும் துவங்கியுள்ளன) அரசின் அவ்வளவு எச்சரிக்கைகளையும் மீறி குழந்தைகளுக்கு தடுப்பூசி போட மறுக்கும் பெற்றோர்களிடமிருந்து குழந்தைகளைப் பிரித்து காப்பகங்களுக்கு அனுப்பவும், பெற்றோர்களை சிறைக்குள் தள்ளி அடிப்படை மனித உரிமைகளை மீறவும் கூட அமெரிக்க அரசு தயங்குவதில்லை. 1997 ஆம் ஆண்டில் நடத்தப்பட்ட அமெரிக்க அரசு ஆய்வில் மஞ்சள் காமாலைத் தடுப்பூசியும் அம்மைத்தடுப்பூசி போன்றே பதிமூன்று விதமான புதிய நோய்களை ஏற்படுத்துவதாகக் கண்டறிந்தனர். வலிப்பு, ஜன்னி, கண்பார்வை பாதிப்பு, மூளைக் காய்ச்சல் போன்ற நோய்கள் ஏற்பட இந்த மஞ்சள் காமாலைத் தடுப்பூசிகள் காரணமாக இருப்பதைக் கண்டறிந்த பிறகு 1997 ஆம் ஆண்டில் அமெரிக்க அரசு கட்டாயத் தடுப்பூசிச்சட்டத்தை நீக்கியது.

கட்டாயச் சட்டத்தை நம்பி ஏராளமான தடுப்பூசி மருந்துகளை உற்பத்தி செய்து குவித்திருந்த அமெரிக்க மருந்துக் கம்பெனிகள் திணறின. அமெரிக்காவில் இந்த விஷயம் நடந்து முடிந்திருந்த போது இந்தியாவில் நடைபெற்ற ஒரு சம்பவம் கவனிக்கப்பட வேண்டியதாகும். உலகப் பணக்காரர் திருவாளர்.பில்கேட்ஸ் அவர்களின் கரிசனம் மிகுந்த பார்வை இந்தியக் குழந்தைகளின் மீது திரும்பியது. பில்கேட்ஸ் தனது தொண்டு நிறுவனத்தின் மூலம் ஆந்திர மாநிலத்தின் 4.5 லட்சம் குழந்தைகளுக்கு மஞ்சள் காமாலை தடுப்பூசிகளை இலவசமாக போட்டார். இந்த தடுப்பூசி மருந்துகள் அமெரிக்காவில் இருந்துதான் வரவழைக்கப்பட்டது என்பதை தனியாகக் கூற வேண்டிய அவசியம் இல்லைதானே.

4

2004 ஆம் ஆண்டில் வெளியான டென்மார்க் நாட்டு அறிக்கையில் தடுப்பூசி போடப்பட்ட குழந்தைகளில் மூளை வளர்ச்சி பாதிக்கப்பட்ட குழந்தைகள் மட்டும் 4,40,000 பேர் என்று குறிப்பிடப்பட்டுள்ளது. உலகம் முழுக்க இவ்வாறு தடுப்பூசிகளால் பதிக்கப்பட்ட பட்டியல் இன்றளவும் தொடர்கிறது. அமெரிக்காவில் 1983 இல் 10 தடுப்பூசிகள் மட்டுமே குழந்தைகளுக்கு பரிந்துரைக்கப்பட்டன.

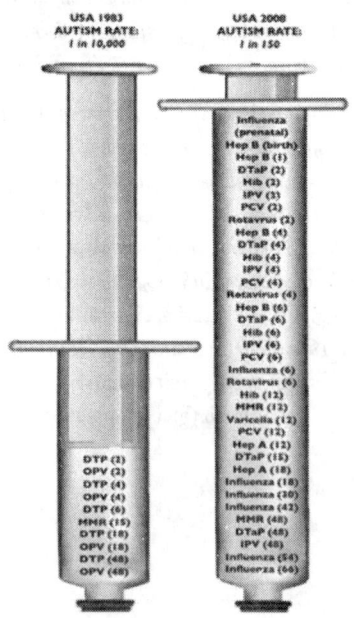

அப்போது மூளை வளர்ச்சிக்குறைவு உள்ள அமெரிக்கக் குழந்தைகள் பத்தாயிரத்தில் ஒருவர் தான். 2008 ஆம் ஆண்டு குழந்தைகளுக்குப் பரிந்துரைக்கப்படும் தடுப்பூசிகளின் எண்ணிக்கை 36. இப்போது அமெரிக்கக் குழந்தைகளின் மூளை வளர்ச்சிக்குறைவு விகிதம் நூற்றைம்பதில் ஒருவர். 3000 மடங்கு அதிகரிப்பு! (அமெரிக்கத் தடுப்பூசித் திட்டங்களைப் பின்தொடர்ந்து தான் இந்தியா செல்கிறது என்பதை தனியே சொல்ல வேண்டிய அவசியம் இல்லை).

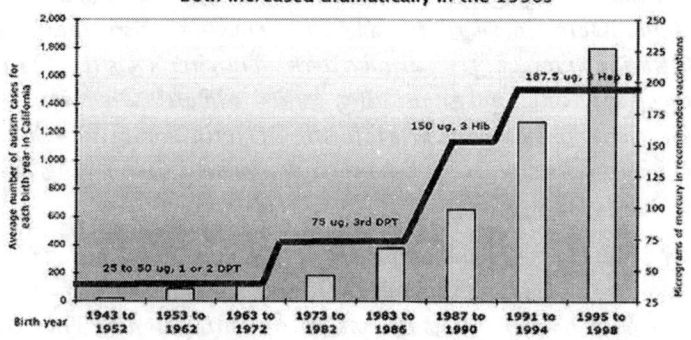

Source: Environmental Working Group

அமெரிக்கா, இங்கிலாந்து, கனடா, டென்மார்க்... என்று வெளிநாடுகளில்தானே இப்படியான மரணங்கள் பதிவாகியுள்ளன. நாம் பயன்படுத்துவது வேறு மருந்தாக இருக்கும் என்று நினைத்து விட வேண்டாம். இந்தியாவிலும் இத்தகைய பாதிப்புகள் நிகழ்ந்து கொண்டுதான் இருக்கின்றன. நம்முடைய பதிவேடுகளும், குறிப்புகளும் முறைப்படி எழுதப்படாமல் இருந்தாலும் கூட அரசும், மருத்துவத் துறையும் இந்த தடுப்பூசி பாதிப்புக்களை உணர்ந்துதான் இருக்கின்றன.

சில இந்தியக் குறிப்புகள் :

- சில வருடங்களுக்கு முன்னர் அஸ்ஸாமில் போலியோ சொட்டு மருந்து கொடுத்த பின் 10 குழந்தைகள் இறந்ததும், 500 க்கும் மேற்பட்ட குழந்தைகள் பாதிக்கப்பட்டதும் நிகழ்ந்தது. மருத்துவத்துறை இந்த பாதிப்பு சார்ந்து பெரிய ஆய்வுகள் எதனையும் நிகழ்த்தவில்லை.

- 2002 ஆம் ஆண்டில் உத்திரப்பிரதேசத்தில் போலியோ சொட்டு மருந்து கொடுத்த உடன் 26 குழந்தைகளுக்கு போலியோ ஏற்பட்டது. உலக சுகாதார நிறுவனத்திற்கு (WHO) இந்திய அரசு கடிதம் எழுதி அதன் தரம் பற்றிய பரிசோதனை கோரியது. இறுதியில் போலியோ சொட்டு மருந்தில் 17 வகை கலப்படங்கள் இருப்பது கண்டுபிடிக்கப்பட்டது. பின்பு வழக்கம்போல் மறக்கப்பட்டது.

- தெஹல்கா, ஜூலை 28, 2007 இல் ஒரு கட்டுரையை வெளியிட்டு இருந்தது. உத்திரப்பிரதேசத்தில் கொடுக்கப்பட்ட போலியோ மருந்து ஆய்விற்காக, பரிசோதனை முயற்சியாக கொடுக்கப்பட்டது. வழக்கமாக பயன்படுத்தும் சொட்டு மருந்தை விட ஐந்து மடங்கு அதிக வீரியம் கொண்ட அந்த மருந்தை மக்களுடைய சம்மதம் பெறாமலே அவர்கள் மேல் பரிசோதிக்கப்பட்டது என்பதை அக்கட்டுரை தெளிவாக எடுத்துரைத்தது.

- இந்திய மருத்துவக் கழகத்தின் தடுப்பு மருந்துப் பிரிவின் தலைவர் டாக்டர்.ஜேக்கப் புலியேல் உத்திரப்பிரதேச சம்பவம் பற்றி திறந்த மனதோடு கட்டுரை எழுதினார். The Hindu நாளிதழில் வெளியான அவருடைய கட்டுரையில் போலியோ சொட்டு மருந்தின் பிரச்சினைகள் குறித்து விரிவாக எழுதி யிருந்தார். 2006 இல் மட்டும் போலியோ சொட்டு மருந்து கொடுத்து இந்தியாவில் 1600 பேருக்கு போலியோ பாதிப்பு ஏற்பட்டிருப்பதாகவும், 27000 பேர் பாதிக்கப்பட சாத்தியம் உள்ளது என்றும் அக்கட்டுரை கூறுகிறது.

- உலக சுகாதார நிறுவனத்தின் நிலையே போலியோ விஷயத்தில் சந்தேகத்திற்கு உரியது தான் என்கிறார் டாக்டர்.ஜேக்கப் புலியேல். இந்திய சூழலுக்கு போலியோ சொட்டு மருந்து சரிப்பட்டு வராது என்று கூறிய அதே WHO தீவிர போலியோ முகாமுக்கு பரிந்துரை செய்தது எதனால்? யாரால்? (The Hindu & Politics of polio July 11/2008)

- 2008 மே மாதத்தில் போலியோ சொட்டு மருந்து வழங்கப்பட்டுக் கொண்டிருந்த போது ஏழு மாவட்டங்களில் பத்து குழந்தைகள் இறந்தன. ஒட்டுமொத்த தமிழகத்தின் பார்வையும் தடுப்பு மருந்தின் பக்கம் திரும்பிய போது - அச்சம்பவத்தை ஆராய மத்தியக்குழு ஒன்று அமைக்கப்பட்டது. மருந்துகள்

வைக்கப்பட்ட இடம், அவற்றை பராமரிக்கும் வசதிகள், அவை குழந்தைகளுக்கு வழங்கப்பட்ட முறை என்று அனைத்தையும் விசாரித்த அக்குழு நடைமுறையில் தவறுகள் ஏதும் இல்லை. குழந்தைகளுக்கு வழங்கப்பட்ட மருந்துகளைத்தான் பரிசோதிக்க வேண்டும் என்று தெரிவித்தனர். மருந்துகள் இமாசலப் பிரதேசத்தின் கசவுலி ஆய்வு மையத்திற்கு அனுப்பப்பட்டன. பரபரப்பு குறைந்த அடுத்த பத்து நாட்களில் அந்த ஆய்வு முடிவும் வெளியானது "மருந்துகளில் தவறு எதுவும் இல்லை" என்று. வழங்கப்பட்ட மருந்துகளிலும் பிரச்சினை இல்லை, வழங்கப்பட்ட முறையிலும் தவறுகள் இல்லை என்றால் இறப்பிற்குக் காரணம் என்ன? எல்லா தடுப்பூசி இறப்புக்களுக்கும் சொல்லப்படும் "அக்குழந்தைகள் தடுப்பூசி யினால் இறக்கவில்லை. வேறு நோய்கள் ஏற்கனவே இருந்திருக்கலாம்" என்ற அதே காரணம் மீண்டும் சொல்லப் பட்டது. தமிழகத்தில் மட்டுமல்ல இந்தியாவில் இப்படியான மரணங்கள் எங்கு நிகழ்ந்தாலும் வழக்கமான இதே வரியோடு அவைகள் மறக்கப்படுகின்றன.

■ இந்தியாவில் போலியோ சொட்டு மருந்து கொடுப்பதை தடை செய்ய வேண்டும் தேசிய மனித உரிமைகள் ஆணையத்தில் டாக்டர். சத்யமாலா, MBBS தொடுத்த வழக்கு இன்னும் நிலுவையில் உள்ளது.

5

தோண்டத் தோண்ட வெளிவரும் தடுப்பூசி பற்றிய உண்மைகள் இத்தோடு முடிந்து விடவில்லை. இப்படி உலகம் முழுக்கத் தொடரும் பாதிப்புக்களை, புறக்காரணிகளை ஆய்வு செய்வது முக்கியமானது என்றாலும், அதைவிட தடுப்பூசி என்பது என்ன? அது ஏன் இவ்வளவு பாதிப்புக்களை ஏற்படுத்துகிறது? என்பது போன்ற அகக்காரணிகளைக் காண்போம்.

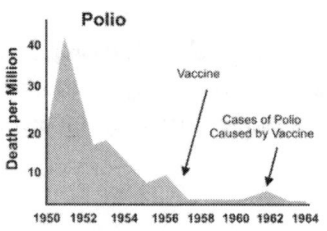

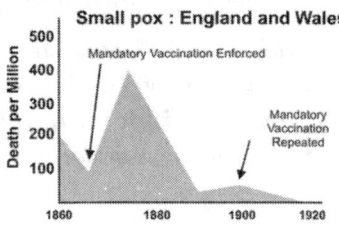

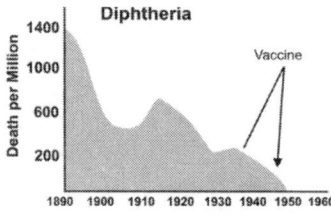

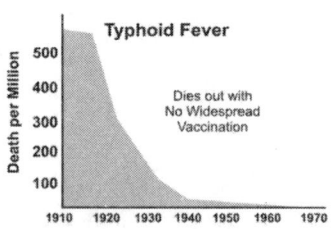

Figures from UK Ministry of Health

தடுப்பூசி மருந்துகள் கிருமிகளால் வரும் நோய்களை பரவாமல் தற்காத்துக் கொள்ளப் பயன்படுவதாக விஞ்ஞானிகள் கூறுகின்றனர். கிருமிகளின் தோற்றம் குறித்த ஆய்வுகளில் கடந்த நூற்றைம்பது வருடங்களாக இறுதியான முடிவு எதுவும் எட்டப்படாமல் அதன் ஒரு

பகுதி ஆய்வு முடிவுகளைக் கொண்டு கிருமிகளுக்கான மருந்துகள் பரிந்துரைக்கப்படுகின்றன. இப்படியான கிருமிகளுக்கு எதிரான மருந்துகளைத்தான் நுண்ணியிர்க்கொல்லி (Antibiotics) மருந்துகள் என்று அழைக்கிறோம். இந்த நுண்ணியிர்க்கொல்லி மருந்துகள் புழக்கத்திற்கு வந்த பிறகுதான் புதிய பல மருந்துகளால் வரும் நோய்கள் தோன்றின. (இவை தான் பக்க விளைவுகள் என்று செல்லமாக அழைக்கப் படுகின்றன).

கிருமிகள் நோய் வந்த பிறகு மனித உடலிலேயே தோன்றுகின்றன என்று கூறும் 'பிளியோமார்ப்பிச' ஆய்வுகள் இன்றளவும் நிரூபிக்கப்பட்டு வந்துள்ளன. என்றாலும், கிருமிகளின் மீதான கரிசனமும், அதன் பின்னாலுள்ள பல ஆயிரம் கோடி மதிப்புள்ள மருந்து வர்த்தகமும் இன்றைய மருத்துவ உலகின் பிரச்சாரத்தை தீர்மானிக்கின்றன.

முடிவே இல்லாமல் தொடரும் கிருமிகளைப் பரவாமல் கட்டுப்படுத்தும் மருந்தாகத்தான் தடுப்பூசி மருந்துகள் முன்வைக்கப் படுகின்றன. இந்த தடுப்பூசி மருந்துகளில் அப்படி என்னதான் இருக்கிறது? நோயை ஏற்படுத்தும் என்று நம்பப்படுகிற கிருமிகள் தான் மருந்தாகக் கொடுக்கப்படுகிறது. அது மட்டுமல்ல; இந்த தடுப்பு மருந்தின் தன்மையைப் பாதுகாக்க பாதரசம் (mercury) போன்ற இருப்பு ரசாயனங்கள் கலக்கப்படுகின்றன. கிருமிகள் பரவிய பிறகு ஏற்படுவதாகச் சொல்லப்படுகிற பல நோய்களுக்கு கட்டுப்படுத்தும் மருந்துகளே இல்லாத நிலையில், நோய் ஏற்படும் முன்பே பாதுகாக்கும் தடுப்பு மருந்துகள் என்பவை கேலிக் கூத்தானவை.

இந்த தடுப்பூசி மருந்துகளின் தயாரிப்பு பற்றி கொஞ்சம் தெரிந்து கொள்ளலாம்.

மனிதர்களுக்கு ஏற்படும் அம்மைக் கொப்புளங்களிலிருந்து வரும் சீழை எடுத்து பாதுகாப்பார்கள். இந்த சீழை பசுக்களுக்கு செயற்கையான காயங்களை ஏற்படுத்தி அந்தப் புண்களுக்குள் செலுத்துவார்கள். இப்புண்களின் வழியே அதிகமான சீழ் பிடித்து அது வெளியேறத் தொடங்கும். பசுக்களின் சீழை எடுத்து அதோடு சில இருப்பு ரசாயனங்களை கலந்து அம்மை மருந்து தயாரிக்கப்படுகிறது.

அடுத்தது போலியோ சொட்டு மருந்து தயாரிப்பு. போலியோவை ஏற்படுத்துவதாக நம்பப்படும் கிருமி குரங்குகளின் சிறுநீரகத்தில் ஊசி மூலம் ஏற்றப்படுகிறது. சிறுநீரக சூழலிலேயே இந்த கிருமிகள் வளர்த்தெடுக்கப்பட்டு பின்னர் போலியோ சொட்டு மருந்தாக தயாரிக்கப்படுகிறது. இப்படி மருந்து தயாரிக்கப் பயன்படுத்தப்படும் குரங்குகள் உரிய சோதனைகளுக்குப் பிறகுதான் தேர்வுசெய்யப்படுகிறது.

என்றாலும், பரிசோதனைகளின் மூலமே வரப்போகிற அல்லது வெளிப்பட்டுக்கொண்டிருக்கும் நோய்கள் அனைத்தையும் கண்டுபிடித்து விட முடியாது. இவ்வாறு 1950 களில் பரிசோதிக்கப்பட்ட குரங்குகளில் சிமியன் வைரஸ் 40 (SV 40) என்ற கிருமி பாதித்திருந்த விஷயம் மருந்துகள் தயாரிக்கப்பட்ட பிறகு தான் தெரியவந்தது. சொட்டு மருந்தின் மூலம் பரவும் இந்த வகை தாக்கத்தால் பல வருடங்கள் கழித்து மூளை, கல்லீரல், நுரையீரல் போன்ற பகுதிகளில் புற்று நோய் உருவாகவும் வாய்ப்புள்ளதாக ஆய்வாளர்கள் தெரிவிக்கின்றனர்.

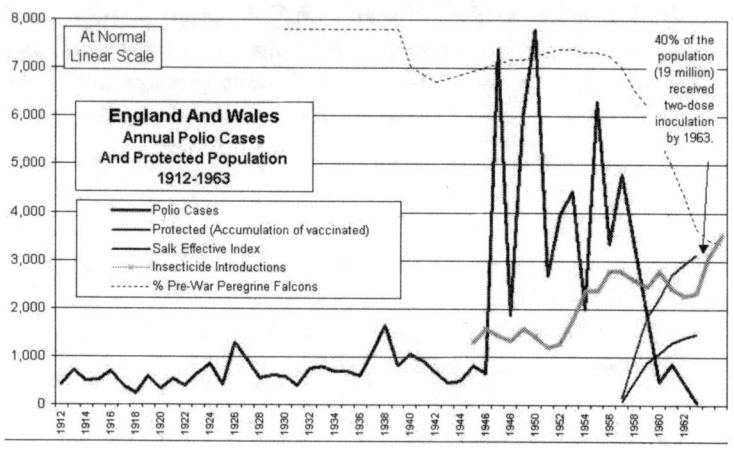

" சரி ; தடுப்பூசி மோசமானது தான். முன்பெல்லாம் கொள்ளை நோய்கள் மக்களை கூட்டம் கூட்டமாகத் தாக்கியதே. ஆனால் தடுப்பூசி வந்ததற்குப் பின்னால் கொள்ளைநோய்கள் கட்டுக்குள் வந்துள்ள தல்லவா? " - இதுதான் தடுப்பூசியை ஆதரிக்கும் மனநிலையில் ஆங்கில மருத்துவத்தால் தயாரிக்கப்பட்ட சராசரி மனிதரின் கேள்வியாக இருக்கும். நாம் நிகழ்காலத்தின் ஆதாரங்களை பார்க்கலாம்.

2009 ஆம் ஆண்டில் சீனாவிலிருந்து உலகம் முழுக்க சார்ஸ் (பறவைக்காய்ச்சல்) பரவுவதாகக் கூறப்பட்டது. சீனாவில் ஏராளமான மக்கள் ஒரு வகைக்காய்ச்சலால் பாதிக்கப்பட்டனர். சார்ஸ் என்னும் சளிக்காய்ச்சலைக் கட்டுப்படுத்தவோ அல்லது பரவாமல் தடுக்கவோ எந்த மருந்தும் கண்டுபிடிக்கப்படவில்லை. ஆனால் ஓரிரு வாரங்களில் தானாகவே குறைந்த அக்காய்ச்சல் படிப்படியாக மறைந்தது. அதே போல இந்தியாவில் ஏற்பட்ட சிக்குன்குனியா என்ற பெயர் சூட்டப்பட்ட காய்ச்சல் - எந்த ஒரு மருந்தும் கண்டுபிடிப்பதற்கு முன்பாகவே தானாகவே காணாமல் போனது.

இப்போது மிக பூதாகரமாக பிரச்சாரம் செய்யப்பட்ட பன்றிக் காய்ச்சலின் கதை நாம் அறிந்தது தானே? உலகம் முழுவதும் கோடிக்கணக்கான மக்களை அழிக்கப்போகிற பயங்கர நோய் என்று ஊதிப் பெரிதாக்கப்பட்ட பன்றிக்காய்ச்சல், அதற்காகப் பரிந்துரைக்கப் பட்ட தாமிஃப்ளூ மருந்து விற்பதற்கு முன்பே குறைந்து விட்டது. எந்த ஒரு நோயானாலும் மக்களின் உடல் நிலையைப் பொறுத்து அது தானாகவே ஏற்படுகிறது. ஒரு குறிப்பிட்ட இடைவெளியில் தானாகவே மறையவும் செய்கிறது. உலகத்தின் எல்லா அரசாங்கங்களும் இயற்கையாய் தோன்றி மறையும் எல்லா நோய்களையும் கட்டுப் படுத்தியது தங்கள் சுகாதாரத்துறை என்று மார்தட்டிக்கொள்கிறது.

மருத்துவ வரலாற்றின் பழைய பக்கங்களை நினைவு கூர்வது இங்கு பொருத்தமாக இருக்கும். இங்கிலாந்தில் 1950 களில் போலியோ நோயின் தாக்கம் 40 மில்லியன்களாக இருந்தது. அப்போது போலியோவிற்கென எந்த மருந்தும் பிரயோகிக்கப்படவில்லை. ஆனால் நோயின் தாக்கம் 1952 இல் 19 மில்லியன்களாகக் குறைந்தது. பின்பு, 1954 இல் 8 மில்லியன்களாகவும், 1956 இல் 10 மில்லியன்களாகவும் எவ்வித மருந்துகளும் இல்லாமல் ஏற்ற இறக்கத்தோடு இருந்தது. 1956 க்குப் பின் தடுப்பூசி பயன்படுத்தப்படுகிறது. போலியோ வெற்றிகரமாக அழிக்கப் பட்டதாக அரசு அறிவிக்கிறது. பின்பு 1960 களிலிருந்து மீண்டும் போலியோவின் தாக்கம் இங்கிலாந்தில் இருந்துவருகிறது.

அதே போல, 1860 ற்கும் முன்பிருந்து சின்னம்மை வருவதும், பின் குறைவதுமாக 200 மில்லியன்களுக்குள் இருந்துவந்தது. 1860 ல் தடுப்பூசி போடப்பட்டதற்குப் பின்னால் 400 மில்லியன்களுக்கும் மேலாக அதன் பாதிப்பு உயர்ந்தது. இன்று வரை தொடர்ந்து வருகிறது. இப்படி தடுப்பூசி கண்டுபிடிக்கப்பட்ட நோய்கள் மீண்டும் மீண்டும் வருவதை 150 ஆண்டு கால சுகாதார வரைபடம் விளக்குகிறது. ஆனால் தடுப்பு மருந்து கண்டுபிடிக்கப்படாத டைபாய்டு காய்ச்சல் 1910 களில் 500 மில்லியன் களுக்கும் மேல் பாதிப்பு ஏற்படுத்தியிருந்தது. தடுப்பூசி பயன்படுத்தாத நிலையில் படிப்படியாகக் குறைந்து 1920 களில் 200 மில்லியன்களாகவும், 1930 களில் 100 மில்லியன்களாகவும் பின்பு அங்கொன்றும், இங்கொன்றுமாக முற்றிலும் குறைந்திருக்கிறது. இதே போல இன்னும் ஏராளமான நோய்கள் மக்களின் உடல்நிலையைப் பொறுத்து, தானே தோன்றி மறைந்த வரலாற்றை மருத்துவம் மறந்து விடுவது நல்லதல்ல.

இப்படி இயற்கையாகக் குறைந்த பல நோய்களை தங்கள் வரைபடத்தில் ஏற்றி வருமானமாக மாற்றியது தடுப்பூசி தயாரிக்கும் கம்பெனிகள். 20 ஆம் நூற்றாண்டின் முதல் 60 ஆண்டுகளுக்குள் தட்டம்மை நோய் பாதிப்பால் ஏற்பட்ட மரணங்கள் 97.7% குறைந்து

விட்டன. அமெரிக்காவில் 1900 இல் ஒரு மில்லியனில் 133 பேர் இறப்பு என்பது குழந்தை பொது மரண விகிதம். இவர்களில் 100 பேர் தட்டம்மையால் இறந்தவர்கள். 1960 இல் மரண விகிதம் 0.3% ஆகக் குறைந்து விட்டது. ஆனால் 1963 இல் தான் தடுப்பூசி அறிமுகப்படுத்தப் பட்டது. இந்த தட்டம்மை தடுப்பூசியால் மரண விகிதம் குறைந்து விட்டதாக இப்போது கூறிக்கொள்கிறார்கள்.

இந்த தடுப்பூசி மருந்துகள் நோயைக் கட்டுப்படுத்த முடியா விட்டாலும் பரவாயில்லை; புதிய பாதிப்புக்களை நம் குழந்தைகளுக்கு ஏற்படுத்துகிறது.

தடுப்பூசி மருந்துகள் பற்றி ஆராய்ச்சியாளர்கள், மருத்துவர்கள் மற்றும் பாதிக்கப்பட்ட பொதுமக்களின் கருத்துக்கள் எல்லாம் ஒரு புறமிருக்கட்டும். அதைத் தயாரிக்கும் மருந்துக்கம்பெனிகள் என்ன சொல்லுகின்றன? ஒவ்வொரு தடுப்பூசி மருந்தோடும் அந்த மருந்து பற்றிய எச்சரிக்கை குறிப்பு ஒன்று இணைக்கப்பட்டிருக்கும். அப்படி DPT தடுப்பூசியோடு ஒரு எச்சரிக்கை அறிக்கையும் தரப்படுகிறது. (இந்த தடுப்பூசி மருந்தையே நம் டாக்டர் கண்ணில் காட்ட மாட்டார். சிரிஞ்சில் ஏற்றப்பட்ட பிறகே நாம் அதைப் பார்க்க முடியும். இந்த நிலையில் அறிக்கையாவது மண்ணாவது) DPT தடுப்பூசி போட்டுக் கொள்வதால் சில பின்விளைவுகள் ஏற்படலாம் என்று குறிப்பிடும் இந்த எச்சரிக்கை அறிக்கையை கொஞ்சம் வாசியுங்களேன்.

1. அதிகப்படியான காய்ச்சல் (105 டிகிரி அல்லது அதற்கு மேல்)
2. மந்தமாக இருத்தல்
3. நீடித்த அசதி
4. விட்டு விட்டு ஏற்படும் அலறல்
5. மூளை வளர்ச்சிக் குறைபாடு
6. அதிகப்படியான துறுதுறுப்பு
7. எப்பொழுதாவது வலிப்பு
8. மூளை பாதிப்பு
9. மயக்கம்
10. கண் நரம்புக் கோளாறுகள்
11. நரம்பு சம்பந்தமான நிரந்தரக் கோளாறுகள் அல்லது மனநலக் குறைபாடு

. . . இப்படி ஒவ்வொரு தடுப்பூசி மருந்துடனும் வெவ்வேறு வகையான எச்சரிக்கை குறிப்புகளை இணைத்துத் தான் உலகம் எங்கும் விற்கப்படுகின்றன. தடுப்பூசியால் ஏற்படும் உச்ச பட்ச விளைவாக

குறிப்பிடப்படுவது எது தெரியுமா? SIDS தான். SIDS என்றால் Sudden Infant Death Syndrom அதாவது குழந்தை திடீரென இறந்து போகும் என்பதைத்தான் இவ்வளவு அழகாகச் சொல்கிறார்கள்.

கீழ்க்கண்ட கொடூரமான ரசாயன விஷங்கள் நம் ஒவ்வொரு தடுப்பூசியிலும் உள்ளன. உலகில் தயாரிக்கப்படும் 74 வகையான தடுப்பூசி மருந்துகளிலும் இந்த ரசாயன நஞ்சுகள் அடங்கியுள்ளன. இந்த விஷங்களை நாம் நேரடியாக ரத்தத்தில் ஏற்றுகிறோம் என்பதை நாம் மறந்துவிடக்கூடாது. நம் குழந்தைகள் ஆறு வயதைத் தொடும் போது இவை அனைத்தும் பரிசாகக் கிடைக்கிறது.

ரசாயன நஞ்சுகள்	பாதிப்படையும் பகுதிகள்
அம்மோனியம் சல்பேட்	வயிறு, குடல், கல்லீரல் மற்றும் நரம்பு மண்டல விஷம்
பீட்டா பிராபியோலாக்டோன்	கல்லீரல், வயிற்று புற்று நோய்களை ஏற்படுத்தும். நுரையீரலில் எரிச்சலை ஏற்படுத்தும்.
மரபணு மாற்றம் செய்யப்பட்ட ஈஸ்ட்	பாதிப்புகள் கண்டறியப்படவில்லை
விலங்கு, பாக்டீரிய மற்றும் வைரஸ் டி.என்.ஏ	மரபணுக்களில் சிதைவை ஏற்படுத்தும்
லாட்டக்ஸ் ரப்பர்	திடீர் அதிர்ச்சி மற்றும் இறப்பு
எம்.எஸ்.ஜி	பிறவிக்கோளாறு மற்றும் ஒவ்வாமை
அலுமினியம்	அலிமியர்ஸ் நோய், டிமென்ட்சியா, வலிப்பு, கோமா
ஃபார்மால்டிஹைட்	மூளை மற்றும் குடல் புற்றுநோய்
பாலிசோர்பேட் 60	நிரூபிக்கப்பட்ட புற்று நோய் காரணி
டிரைபுடைல் பாஸ்பேட்	சிறுநீரகம் மற்றும் நரம்பு மண்டல பாதிப்புகள்
குளுதரால்டிஹைட்	பிறவிக்குறைபாடுகளை ஏற்படுத்தும்
ஜெலடின்	ஒவ்வாமை
ஜெந்தாமைசின் சல்பேட் மற்றும் பாலிமைக்சின் பி	ஒவ்வாமை

பாதரசம்	வரலாற்றிலேயே கொடிய விஷமாகக் குறிப்பிடப்படுவது. மூளை, நரம்பு பாதிப்பை ஏற்படுத்தும். தொப்புள் கொடி வழியாக கருவில் வளரும் சிசுவை அடையும்.
நியோமைசின் சல்பேட்	சத்துக்கள் உறிஞ்சப்படுவதில் தடையை ஏற்படுத்தும், வலிப்பு மற்றும் மூளை வளர்ச்சிக் குறைபாட்டை ஏற்படுத்தும்
பினால் (கார்பாலிக் அமிலம்) / எதிலின்கிளைகால் / பினோஜைதனால்	செல்களை பாதிக்கும் விஷம்
போரக்ஸ்	எறும்புகளைக் கொல்ல பயன்படும் விஷம்

இவற்றோடு பாதிக்கப்பட்ட மனித, மிருக செல்களும் தேவைக்கேற்ப சேர்க்கப்படுகின்றன. கருச்சிதைவு ஏற்பட்ட சிசுவின் திசுக்கள், பன்றி, ஆடு, குதிரைகளின் ரத்தம், முயலின் மூளைத் திசு, நாயின் சிறுநீரகப் பகுதிகள், பசுவின் இதயத்திசுக்கள் போன்றவைகள் தடுப்புமருந்து தயாரிக்கப் பயன்படுத்தப்படுகின்றன.

6

டாக்டர். வில்லியம் ட்ரெப்பிங் 2000 ஆண்டில் எழுதி வெளிவந்த "Good bye germ theory" என்னும் தடுப்பூசி குறித்த ஆய்வு நூல் 2006ற்குள் ஆறு பதிப்புகள் வெளியாகி பல லட்சம் பிரதிகள் விற்பனையாகின. அமெரிக்காவின் கட்டாயத்தடுப்பூசிச்சட்டம் இப்போது நடைமுறையில் உள்ளபோது இந்நூல் வெளியாகி தடுப்பூசி எதிர்ப்பாளர்களுக்கு புது வேகத்தை அளித்துள்ளது.

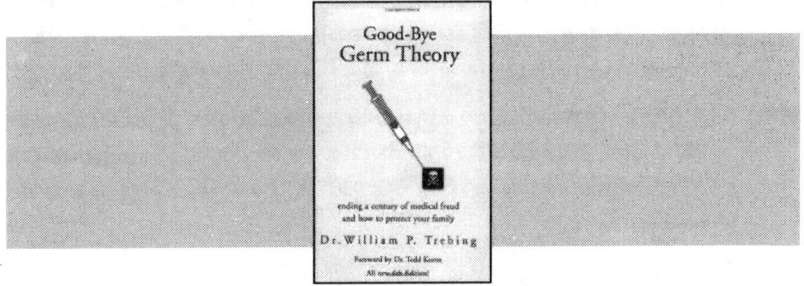

அந்நூலில் இருந்து சில குறிப்புகள்:

- அமெரிக்க குழந்தைகளுக்கு அரிதாக ஏற்படும் மூளை வளர்ச்சிக்குறைபாடு (Autism) தடுப்பூசி பயன்பாட்டிற்கு வந்த பிறகு 3000 மடங்கு அதிகரித்துள்ளது. பாதரசம் மற்றும் பிற ரசாயனங்கள் கலந்த தடுப்பூசிகளைத்தவிர இந்நோய் இவ்வளவு அதிகரிப்பதற்கு எந்த காரணமும் இல்லை.

- கட்டாய தடுப்பூசியின் விளைவாக நியூ ஜெர்ஸி பகுதியில் 149 பேரில் ஒரு குழந்தைக்கு மூளைக்கோளாறு ஏற்பட்டுள்ளது. மேரிலேண்ட் பகுதியில் 1993-98 இல் மட்டும் மூளைக்கோளாறு 513 சதம் அதிகமானது.

- தடுப்பூசிகளின் பாதிப்புகள் பற்றி பெற்றோர்கள் கூறும் மிக மோசமான விளைவுகளை கண்டு கொள்ள வேண்டாம் என்றும், இந்த விளைவுகளுக்கும் தடுப்பூசிக்கும் சம்பந்தமேயில்லை என்று கூறும்படியும் அமெரிக்க மருத்துவர்கள் சங்கம் (AMA) தன் உறுப்பினர்களுக்கு அறிவுறித்தியுள்ளது.

- அமெரிக்க குழந்தைகளில் வாரத்திற்கு மூன்று பேர் தடுப்பூசி யினால் மரணமடைகிறார்கள் என்று பெடரல் கவர்ன்மெண்ட் அறிக்கை கூறுகிறது.

- 1975 களிலிருந்து ஐரோப்பிய நாடுகளிலும், ஜப்பானிலும் DPT தடுப்பூசி அதன் அதிகப்படியான நச்சுத்தன்மை காரணமாக தடைசெய்யப்பட்டுள்ளது. கொடிய நஞ்சுள்ள இந்த ஊசி இன்னும் அமெரிக்காவில் (இந்தியாவிலும்) பயன்படுத்தப் படுகிறது.

- போலியோ, அம்மை போன்ற நோய்களின் இறப்பு விகிதம் இயற்கையாக தானே குறைந்துள்ளது. அமெரிக்க அரசாங்கம் இந்நோய்களை தடுப்பு மருந்துகளைக் கொண்டு கட்டுப்படுத்தி விட்டதாக அறிக்கைகளை வெளியிட்டுக் கொண்டிருக்கிறது.

- சாதாரண நிலையில் கக்குவான் இருமலால் இறப்பவர்கள் ஆண்டிற்கு பத்துப்பேர்தான். கக்குவான் இருமலுக்கான தடுப்பூசிக்குப் பிறகு ஆண்டிற்கு 950 பேர் கக்குவான் இருமலால் இறக்கிறார்கள்.

- இதே கக்குவான் இருமல் தடுப்பூசியை மருந்துக் கம்பெனிகள் தங்கள் ஆய்வுக்கூடங்களில் எதற்கு உபயோகிக்கிறார்கள் தெரியுமா? மூளைக் கோளாறையும், மூளைத் திசு வீக்கத்தையும் பரிசோதனை மிருகங்களுக்கு ஏற்படுத்துவதற்காக இவ்வூசி களைப் பயன்படுத்துகிறார்கள்,

- 95% நோய்வாய்ப்பட்டவர்கள் அதே நோய் வராமல் இருப்ப தற்காக தடுப்பூசி போட்டுக்கொண்டவர்கள் தான். தடுப்பு மருந்துகள் எதுவும் எடுத்துக் கொள்ளாமல் ஆரோக்கியமாக இருப்பவர்களைப் பற்றி எந்த மருந்துக் கம்பெனியும் ஆய்வு செய்வதில்லை.

- 'கிருமிகளால் தான் நோய் பரவுகிறது' என்று கூறும் கிருமி தத்துவம் எந்த ஒரு அறிவியல் பூர்வமான ஆதாரத்தைக் கொண்டும் நிரூபிக்கப்படவில்லை. சாதாரணமாக ஒன்றாவது,

இரண்டாவது படிக்கும் ஆரம்பக் கல்வி அறிவைக் கொண்டு அந்தத் தத்துவத்தைச் சோதித்தாலே அது பொய்யானது என்பதை விளங்கிக்கொள்ள முடியும்.

- கிருமித் தத்துவத்தை வெளியிட்டவர் - லூயிஸ் பாஸ்டர். அவருடைய பெரும்பாலான கண்டுபிடிப்புகள் சொந்த முயற்சியால் ஆனது அல்ல; சுய சிந்தனையுள்ள அறிவியலாளர் டாக்டர்.பீச்சாம்ப்-ன் கண்டுபிடிப்புக்களைத் தழுவியவை. கிருமிகளால் நோய் ஏற்படும் என்ற கருத்தை பீச்சாம்ப் எதிர்த்தார். ஆய்வுகள் மூலம் நிரூபிக்கவும் செய்தார். தடுப்பூசிக்கான பாஸ்டரின் முந்தைய கண்டுபிடிப்புகள் அனைத்தும் பேரழிவிலேயே முடிந்தன.

- பாக்டீரியா, வைரஸ், பூஞ்சை ஆகிய உயிர்களும் ஒரே தாய் உயிரியிடம் இருந்து வந்தவை; அவை அனைத்து உயிர்களுக்கும் நன்மை செய்பவை என்பதே நுண்ணுயிர்கள் பற்றிய ஆரம்பகால ஆய்வு முடிவுகளாகும்.

- ‘கட்டாயமாக தடுப்பூசி போட்டே ஆக வேண்டும்’ என்பது வன்முறையும், குற்றமுமாகும். தடுப்பூசியே நோய் ஏற்படுவதற்கான மூல காரணமாகும்.

- உலகில் பல அரசாங்கங்களால் பின்பற்றப்படும் கட்டாயத் தடுப்பூசி சட்டங்கள் அனைத்தும் அந்தந்த நாட்டு அரசியல் சாசனத்திற்கும், இறையாண்மைக்கும் எதிரானதாகும். அமெரிக்காவின் சுகாதார நிலையங்கள் அனைத்தும் குழந்தைகளின் உயிரைப் பணயம் வைத்து தடுப்பூசித் திட்டங்கள் மூலம் அரசிடம் இருந்து பணம் பறிக்கின்றன.

- அமெரிக்க மத்திய அரசு FDA அறிக்கையின் படி 90% டாக்டர்கள் தடுப்பூசி சம்பந்தமான மோசமான விளைவுகளை அறிவிப்பதில்லை.

- உலகில் எந்த நாட்டு மக்களானாலும் சரி; நோய்வாய்ப் பட்டவர்களில் பெரும்பாலோர் தடுப்பூசி போடப் பட்டவர்களே.

- தடுப்பூசி போடாதவர்கள் மிக ஆரோக்கியமாக இருக்கிறார்கள் என்பதை ஆய்வு ரீதியில் சுலபமாக நிரூபிக்க முடியும்.

- மூளைத்திசு வீங்கி சேதமடையும் நோய்தான் தடுப்பூசியின் விளைவுகளில் மிக முக்கியமானதாக தடுப்பூசி பற்றிய பெரும்பாலான ஆய்வுகள் கூறுகின்றன.

- அமெரிக்கப் பள்ளிக் குழந்தைகளில் 15% - 20% பேர் தடுப்பூசியின் விளைவாக மூளை வளர்ச்சிக்குறைபாடு ஏற்பட்டு சிறப்புப் பள்ளிகளில் பயில்கிறார்கள்.

- அமெரிக்க அரசாங்கம் மக்களுடைய வரிப்பணத்திலிருந்து கோடிக்கணக்கான ரூபாய்களை தடுப்பூசியின் மோசமான விளைவுகளுக்கு நஷ்ட ஈடாக வழங்கிக்கொண்டிருக்கிறது.

- தடுப்பூசி போட்டவர்களை விட , தடுப்பூசி போடாதவர்கள் மிகவும் ஆரோக்கியமாக எவ்வித நீடித்த நோயுமின்றி வாழ்வதை உலகத்தின் எந்த அரசு இயந்திரமும் ஆய்வு செய்வதில்லை.

- உங்கள் குழந்தை கக்குவான் தடுப்பூசி போடப்படுவதால் 94 மடங்கு அந்த நோயினால் பாதிப்படையும் வாய்ப்பு ஏற்படுகிறது. மேலும், 4000 மடங்கு நாள்பட்ட நோய்கள் ஏற்படும் அபாயம் உள்ளது.

- ‘திம்மர்சால்’ (தடுப்பூசியில் கலக்கப்படும் ரசாயனம்) இன் விளைவாக மூளை வளர்ச்சிக்குறைவு ஏற்பட வாய்ப்புள்ளது என்ற உண்மையை அமெரிக்க நோய்க்கட்டுப்பாட்டுக் கழகம் (சிடிசி) தம் தனி ஆய்வுகள் மூலம் அறிந்தே உள்ளது, அரசு சாரா ஆராய்ச்சி அமைப்பிற்காக சி.டி.சி.யின் ஆய்வு முடிவுகளை பாராளுமன்ற உறுப்பினர் ஒருவர் (Don Burton & R. Indiana) கேட்டபோது அவற்றை வெளியிட மறுத்தனர்.

- நான்கு கிலோ எடையுள்ள ஒரு குழந்தைக்கு ஒரு நாளில் ஒரு தடுப்பூசி போடுவது என்பது 40 கிலோ எடையுள்ள மனிதனுக்கு 40 தடுப்பூசி போடுவதற்கு சமம்.

- உங்கள் குழந்தைகளுக்கு முதல் ஆறு மாதத்திற்குள் 45 தடுப்பூசிகளும், ஒன்றரை வருடத்தில் 64 தடுப்பூசிகளும், ஆறு வயதிற்குள் 74 தடுப்பூசிகளும் போடுமாறு அமெரிக்க மருத்துவர்கள் நிர்ப்பந்திக்கிறார்கள்.

- உலக மருத்துவ வரலாற்றிலேயே அதிகம் தடுப்பூசி போடப்பட்டவர்களும், அதிகம் நோய்பாதிப்பு உள்ளவர்களும் அமெரிக்கர்கள் தான். (அப்படியா? அமெரிக்கா ஒரு சொர்க்கபுரி

என்றல்லவா நம் அரசியல்வாதிகள் சொல்கிறார்கள்) சரிபாதி அமெரிக்கர்கள் ஏதாவதொரு நாள்பட்ட நோயினால் பாதிக்கப்பட்டவர்களாக இருக்கிறார்கள். ஐந்தில் ஒரு பங்கு அமெரிக்கர்கள் நீடித்த இரண்டு நோய்களாலும் அல்லது அதற்கு மேலும் பாதிக்கப்பட்டு உள்ளனர். 70% அமெரிக்க இறப்புகளுக்கு நீடித்த நோய்களே காரணங்களாக உள்ளன.

. . . இன்னும் ஏராளமான விபரங்களை தன் நூலில் தந்துள்ள டாக்டர்.ட்ரெப்பிங் மக்கள் கருத்தரங்குகளில் பங்கேற்று தடுப்பூசியின் விளைவுகள் பற்றி உரையாற்றி வருகிறார். ''கட்டாயத் தடுப்பூசிச்சட்டம் என்பது எந்த நாட்டில் அமுலில் இருந்தாலும் சரி அது மனித உரிமைக்கும், அந்நாட்டின் இறையாண்மைக்கும் எதிரான வன்முறை'' என்று கூறும் அந்நூல் தரும் கடைசித் தகவல் மிகவும் அதிர்ச்சிகரமானது. ''அமெரிக்க நோய் கட்டுப்பாட்டு மையம் (CDC) ஓர் கொள்ளை நோய் கண்டுபிடிப்பு சேவை மையம். நாடு முழுவதும் அலைந்து நோய்க்கான அறிகுறிகளைத்தேடி அதை லாபமாக்கத் திட்டமிடுகிறது. CDC க்கு ஒரு ஆலோசனைக்குழு உள்ளது. இந்தக் குழுவில் யார் யார் உறுப்பினர்கள் தெரியுமா? மருந்து வியாபாரிகள், மருந்து தயாரிப்போர் ஆகியோர்கள் தான்.''

7

சரி; தடுப்பூசிகள் மோசமானவைகள் தான் என்று பல்வேறு ஆய்வுகளும், பாதிக்கப்பட்ட பெற்றோர்களும் கூறுகிறார்கள். இறுதியாக அவற்றைக் கண்டுபிடித்தவர்கள் என்ன கூறுகிறார்கள் என்று பார்ப்போம்.

''1961 ஆம் ஆண்டிற்குப்பின் அமெரிக்காவில் ஏற்பட்ட அனைத்து போலியோவிற்கும் காரணம் - போலியோ சொட்டுமருந்து தான்'' என்று அமெரிக்க செனட் கமிட்டியில் ஒப்புக்கொண்டார் ஜோனல் சால்க். இவர் யார் தெரியுமா? இவர் தான் போலியோ சொட்டு மருந்தைக் கண்டுபிடித்தவர்.

''போலியோவிலிருந்து பாதுகாத்துக் கொள்ள கொடுக்கப்பட்ட தீவிர தடுப்பு மருந்து முயற்சிகளுக்குப் பின்னரும், அரசு ஆவணங்களை உற்று நோக்குகையில் இம்மருந்தால் பெருமளவு பலன் ஏதுமில்லை என்பது தெளிவாகத் தெரிகிறது'' என்று சொன்னார் போலியோ தடுப்பு மருந்தை உருவாக்கிய சாபின்.

தடுப்பு மருந்துகளால் எவ்விதமான பிரயோஜனமும் இல்லை என்ற பின்பும், அம்மருந்துகள் மிக கொடூரமான நோய்த்தாக்குதல்களுக்கு காரணமாக உள்ளன என்று அறிந்த பின்பும் உலக அரசாங்கங்கள் அவற்றைக் கைவிடுவதாக இல்லை. நிறைய மருந்துக்கம்பெனிகளும், பன்னாட்டு நிறுவனங்களும், அவற்றின் அரசியலும் இந்த முடிவிற்கு காரணமாக இருக்கலாம்.

பெரும் நிறுவனங்களின் லாப வெறிக்காக நம் குழந்தைகளின் நலனை நாம் பலியிட வேண்டுமா? குழந்தைகளுக்கு ஆரோக்கியம் தரும் என்று நம்பி, அரசு கொடுக்கிற அனைத்தையும் நாம் கேள்வி கணக்கின்றி குழந்தைகளுக்கு கொடுக்கிறோம். யார் பரிந்துரைத்தாலும் அவற்றைப்பற்றிய தெளிவின்றி நம் குழந்தைகளுக்குக் கொடுப்பது அவர்களுக்கு எதிரான வன்முறையாகும்.

மலேரியாக்காய்ச்சல் என்ற நோயை எல்லா நாட்டு வரலாற்றிலும் காணமுடியும். 1600 களில் இருந்து மீண்டும் மீண்டும் மருத்துவ வரலாற்றில் குறிப்பிடப்படும் காய்ச்சலாக அது இருந்து வந்துள்ளது. மலேரியாவிற்குக் காரணம் ஒரு வகைக் கிருமிகள் என்றும், அவை கொசுக்கள் மூலமாக பரவுகிறது என்றும் கூறப்பட்டு வருகிறது. பல நூற்றாண்டுகளாக உலகத்தின் பெரும்பாலான அரசாங்கங்கள் கொசுவை ஒழிக்க என்று பல ஆயிரம் கோடிகளை செலவிட்டு வருகிறது. இன்று வரை பல நோய்களைப் பரப்பும் எமனாக சித்தரிக்கப்படும் கொசுக்கள் உலகம் செலவழித்த டாலர்களையும், ரூபாய்களையும், யூரோக்களையும் ஏப்பம் விட்டு விட்டு பல்கிப்பெருகி உலாவருவதை நிரூபிக்க எந்த ஒரு ஆவணமும் தேவையில்லை தானே? இப்படித்தான் கிருமிகளை அழிக்க என்று உலக அரசுகள் செலவழிக்கும் தொகை அவ்வளவும் மருந்துக்கம்பெனிகளின் கையில் அகப்பட்டுக்கிடக்கின்றன.

வெகு வேகமாகப் பரவும் எந்த ஒரு நோயும் ஒரு ஊரில் எல்லா மக்களையுமோ, ஒரு வீட்டில் எல்லாரையுமோ பாதிப்பதில்லை. ஏன் இப்படி கிருமிகள் ஓரவஞ்சனை செய்கின்றன? காற்றில், நீரில், கொசுவில், பறவையில், பன்றியில் . . என பாகுபாடின்றிப் பரவும் கிருமிகள் மனிதர்களை மட்டும் ரகம் பிரித்து தாக்குகின்றனவா? இந்தக்கேள்விக்கு உலகம் முழுவதும் ஒரே ஒரு பதில்தான் சொல்லப்படுகிறது. "கிருமிகளின் தாக்கம் என்பது ஒவ்வொரு உடலின் எதிர்ப்பு சக்தியைப்பொறுத்து மாறுபடும்''.

ஒவ்வொரு மனிதனின் எதிர்ப்புசக்தியும் கிருமிகளை எதிர்த்து அழிக்கப்போதுமானவை என்றால், அதை வளர்ப்பதை விட்டு விட்டு கொசுவிற்கு ஆயிரம் கோடி, கிருமிக்கு ஆயிரம் கோடி, தடுப்பூசிக்கு ஆயிரம் கோடி, தடுப்பூசியின் பாதிப்பிற்கு நஷ்ட ஈடாக ஆயிரம் கோடி என்று மக்கள் வரிப்பணத்தை மருந்துக் கம்பெனிகளுக்கு வாரி இறைக்க உலகின் எந்த ஒரு அரசாங்கத்திற்கும் உரிமையில்லை.

கிருமிகள், தடுப்பூசிகள் என்று தடம் புரளும் வீணான ஆய்வுகளை விட்டு விட்டு, தனி மனித எதிர்ப்பு சக்தியை வளர்க்கும் ஆரோக்கியமான உணவை ஒவ்வொரு குடிமகனுக்கும் கிடைக்கும்படி செய்வதே உலக அரசுகளின் அடிப்படைக் கடமையாகும்.

8

டாக்டர். வில்லியம் ட்ரெப்பிங் தன் "Good Bye Germ Theory" நூலில் சில கேள்வி பதில்களைத் தந்துள்ளார். அவற்றை இப்பகுதியில் வாசிப்போம்.

உங்கள் மருத்துவருக்கு கற்றுத் தருவது எப்படி?

உங்களையும் என்னையும் போன்ற சராசரி மக்களுக்கு அடிப்படை விழிப்புணர்வு கிடைக்கப்பெற வேண்டும். உங்களுடைய குழந்தை நல சிறப்பு மருத்துவர் அவர் பயன்படுத்தும் தடுப்பூசி பற்றிய சந்தேகங்களுக்கு திருப்திகரமான பதில்களை உங்களுக்கு அளித்தே ஆக வேண்டும். இல்லையெனில் சரியாக பதிலளிக்கும் இன்னொரு மருத்துவரை நீங்கள் தேர்வு செய்ய வேண்டிய நேரம் வரும்.

உலகத்திலுள்ள எல்லா மருத்துவர்களும் பெரும்பாலும் ஒரே மாதிரியான கேள்விகளையே கேட்பார்கள். நீங்கள் மருத்துவருடன் உரையாட கீழேயுள்ள கேள்வி பதில்கள் உதவும்.

மருத்துவர் : தடுப்பூசி மருந்து முற்றிலும் பாதுகாப்பானது.

உங்கள் பதில் : நீங்கள் சொல்லும் தடுப்பூசிகளில் பாதரசம், அலுமினியம், பார்மால்டிஹைட் போன்றவைகள் உள்ளன. இவைகள் விஞ்ஞான ரீதியில் நிரூபிக்கப் பட்ட நரம்பை பாதிக்கும் விஷங்கள். நீங்கள் எவ்வாறு இவ்வளவு உறுதியாக இந்த ரசாயன விஷங்களை பாதுகாப்பானது என்று கூறுகிறீர்கள்?

மருத்துவர் : தடுப்பூசியை எதிர்க்கும் மக்கள் போலியான ஆராய்ச்சிகளை நம்புகிறார்கள்.

உங்கள் பதில் : தடுப்பூசி பற்றிய எச்சரிக்கைகளை மக்களுக்கு வழங்கிய ஆய்வுகள் அனைத்தும் தரமான, தகுதியான மருத்துவர்களாலும், பல பல்கலைக்

கழகங்களிலிருந்து வந்த அனைத்து துறை சார்ந்த நிபுணர்களாலும் மேற்கொள்ளப்பட்டன. இவ்வாய்வுகள் அமெரிக்காவில் மட்டுமல்ல பல்வேறு உலக நாடுகளிலும் செய்யப்பட்டன. ஆராய்ச்சியாளர்களில் பெரும்பாலோர் மருத்துவத்திலும், நுண்ணுயிரிலிலும் பட்டம் பெற்றவர்கள். தடுப்பூசிக்குச் சாதகமான ஆய்வுகள் அனைத்தும் உண்மைக்குப் புறம்பாக மருந்துக் கம்பெனிகளால் செய்யப்பட்டவைகளாகும்.

மருத்துவர் : *குழந்தைகளுக்கு தடுப்பூசி போடாமல் இருப்பது ஆபத்தான, பொறுப்பற்ற பெற்றோரின் அணுகுமுறை.*

உங்கள் பதில் : தடுப்பூசி போடாமல் இருக்கும் முடிவை எடுப்பதற்க்குத்தான் கூடுதலான பொறுப்புணர்வு தேவை. ஆழமான ஆய்வு நோக்கம் இருந்தால் தவிர இம்முடிவை யாராலும் எடுக்க முடியாது. இன்றைய சூழலில் நிறையக் குழந்தைகள் மூளைக்கோளாறால் பாதிக்கப்பட்டிருக்கும் போது வெறும் மருத்துவ ஆலோசனையை மட்டும் நம்புவது போன்ற முட்டாள்தனம் வேறெதுவும் இல்லை.

மருத்துவர் : *நீங்கள் தடுப்பூசி போடவில்லை என்றால் (அமெரிக்க) சட்டத்தை மீறுகிறீர்கள் என்று அர்த்தம். இதன் காரணமாக நீங்கள் கைது செய்யப்படலாம் அல்லது உங்கள் குழந்தையை உங்களிடமிருந்து பிரிக்கலாம்.*

உங்கள் பதில் : நீங்கள் வழக்கறிஞர் அல்ல; தய்வு செய்து சட்டத்தைப்பற்றி பிரசங்கம் செய்ய வேண்டாம். ஏனென்றால், எந்த ஒரு சட்டமும் தனி மனித உரிமைக்கு எதிராய் அமைய முடியாது.

மருத்துவர் : *நீங்கள் தடுப்பூசி போடவில்லையென்றால் உங்கள் குழந்தைக்கு மிகப்பெரிய ஆபத்து உள்ளது. மிகத் தீவிரமான நோய் உங்கள் குழந்தையின் உயிரையே குடிக்கலாம்.*

உங்கள் பதில் : தடுப்பூசிகள் உண்மையிலேயே நீங்கள் நம்புவது போல் வேலை செய்தால் தடுப்பூசி போட்ட பெரும்பாலான குழந்தைகளுக்கு நோய்கள்

வந்திருக்கக்கூடாது. அதே போல, தடுப்பூசி போடாதவர்கள் நீங்கள் கூறும் ஆபத்து எதுவுமின்றி ஆரோக்கியமாகவே வாழ்கிறார்கள்.

மருத்துவர் : *தடுப்பூசி போலியோவை 1950 களிலேயே தடுத்து விட்டது. அழித்து விட்டது.*

உங்கள் பதில் : நீங்கள் கூறுவது மிகவும் அதிகப்படியான கற்பனை. உண்மை என்னவென்றால் 1953 க்குப்பிறகு போலியோவின் தாக்கம் இயற்கையாகவே குறைந்துவிட்டது. 1957 ற்குப்பிறகுதான் போலியோ தடுப்பூசி பிரச்சாரம் செய்யப்பட்டது.தடுப்பூசி போடப்பட்ட பின் போலியோவைப் போன்ற மூளை, தண்டுவட நோய்கள் பயங்கரமான அளவில் பெருகியுள்ளது. போலியோவைக் கண்டிபிடித்த ஜோன்ஸ் சால்க் தான் கண்டுபிடித்த தடுப்பூசி மருந்தால் 1966 – 76 வரை ஏற்பட்ட போலியோவில் 3ல் 2 பங்கு அதிகரித்தது என்று கூறியுள்ளார்.

மருத்துவர் : *தடுப்பூசிகள் கண்டுபிடிக்கப்பட்ட பிறகு தான் சின்னம்மை, பெரியம்மை போன்ற நோய்கள் குறைந்துள்ளன. தடுப்பூசிகளால் பாதிக்கப்படும் குழந்தைகள் எண்ணிக்கையில் குறைவுதான். (அறிவியல் வளர்ச்சியில் இப்படியான பாதிப்புகளும் இருக்கத்தானே செய்யும்)*

உங்கள் பதில் : உலகின் எந்த நாடானாலும் சரி; அரசாங்கம் அழிந்து விட்டதாகக் கூறும் அதே நோய்கள் இன்றும் பாதிப்பை ஏற்படுத்திக் கொண்டிருக்கின்றன. அப்படி பாதிக்கப்பட்டவர்களில் 95% குழந்தைகள் தடுப்பூசி போட்டவர்கள் என்று ஆய்வு முடிவுகள் கூறுகின்றன.

மருத்துவர் : *இக்கால மக்களின் சராசரி ஆயுட்காலம் அதிகரித்துள்ளது. இதற்கு காரணம் தடுப்பூசிகளும், நுண்ணியிர்க்கொல்லி மருந்துகளும் தான்.*

உங்கள் பதில் : இயற்கையாகவே நீண்ட நாட்கள் வாழ்பவர்களுடைய பலன் என ஆங்கில மருத்துவம் தனக்குச் சாதகமாக மாற்றிக்கொள்கிறது. ஆனால் உண்மை வேறு விதமாக உள்ளது. நுண்ணியிர்க்கொல்லி மருந்துகள் சில தற்காலிகத் தொந்தரவுகளை மறைய

வைக்கலாம். ஆனால் இந்த மருந்துகளைப்பற்றிய ஆராய்ச்சிகள் அனைத்தும் அதிகப்படியான நோய்கள் உருவாக இவற்றையே காரணமாகக் கூறுகின்றன. நுண்ணியிர்க்கொல்லி மற்றும் தடுப்பூசிகள் இரண்டுமே விற்பனைக்காக மருந்துக் கம்பெனிகளால் பிரச்சாரம் செய்யப்படுபவைதான். இந்தக் கம்பெனிகள் தங்கள் லாபத்திற்காக ஆராய்ச்சிகளை நடத்தி அறிக்கைகளைத் தயார் செய்கின்றன. இந்த பித்தலாட்டம் இல்லாமல் அரசாங்க உதவியுடன் மருந்து விற்க முடியாது.

மருத்துவர் : புதிய பெரியம்மை தடுப்பூசி ஆங்கில மருத்துவத்தின் இன்னொரு மைல் கல்.

உங்கள் பதில் : இந்த புதிய ஊசியைப் பயன்படுத்தி செய்யப்படும் ஆராய்ச்சி துவக்க நிலையில் தான் உள்ளது. அந்த ஆராய்ச்சியையும் ஒரு தடுப்பூசி தயாரிக்கும் மருந்து கம்பெனிதான் செய்கிறது. பெரியம்மையால் தாக்கப்பட்டவர்கள் பெரும்பாலும் 95% பேர் பெரியம்மை தடுப்பூசி போட்டவர்கள் தான். தடுப்பூசி தவிர மாற்று மருத்துவ முறைகளில் சிகிச்சை பற்றி உங்கள் ஆராய்ச்சிகள் ஏன் பேச மறுக்கின்றன? பெரியம்மைக்கு ஹோமியோபதி முறையில் சிகிச்சை எடுத்துக் கொண்டவர்கள் 36 மணி நேரத்தில் அதிலிருந்து விடுபடுகிறார்கள்.

9

டாக்டர்.ஃபஸ்லுர் ரஹ்மான், MBBS,MD,DV,MRHS,Ph.D (Acu) அவர்களின் ஆங்கில மருத்துவம் குறித்த கட்டுரை நூலில் (நீங்களும் ஆங்கில மருத்துவராகுங்கள்) தடுப்பூசி மருந்துகள் பற்றிய உரையாடலை தந்துள்ளார். தடுப்பு மருந்துகள் நம் உடலில் எவ்விதமான விளைவுகளை ஏற்படுத்துகின்றன என்பதை இப்பகுதி எளிமையான முறையில் நமக்கு விளக்கும்.

''உங்களிடம் கிருமிகள் இருக்கின்றன என்று ஆங்கில மருத்துவர்கள் பயமுறுத்துகிறார்கள். நீங்கள் ஆங்கில மருத்துவர்களை குற்றவாளிக் கூண்டில் ஏற்றி நிறுத்துங்கள். இப்பொழுது கேளுங்கள். நீங்கள் கேட்கக்கூடிய கேள்விகளும், அவர்களின் பதில்களும் இவ்வாறு தான் அமையும்.''

கேள்வி : எங்கள் உடலில் நோய்க்கிருமிகள் இருக்கின்றன என்று கூறுகிறீர்களா?

பதில் : ஆம்

கேள்வி : அதனால் தவறு என்ன?

பதில் : அது நோய்களை உருவாக்கும்

கேள்வி : எது நோய்களை உருவாக்கும்?

பதில் : ஒவ்வொரு நோய்க்கிருமியும் ஒரு குறிப்பிட்ட நோயை உருவாக்கும். உதாரணமாக டி.பி. கிருமிகள் டி.பி. நோயை உருவாக்கும். மஞ்சள் காமாலை கிருமிகள் மஞ்சள் காமாலையை உருவாக்கும்.

கேள்வி : டி.பி.நோயிலிருந்து எப்படி பாதுகாத்துக் கொள்வது?

பதில் : டி.பி.நோயை உருவாக்கக்கூடிய அதே நோய்க்கிருமிகளை கொடுக்கவேண்டும்.

கேள்வி : மஞ்சள் காமாலை நோயிலிருந்து எப்படி பாதுகாத்துக் கொள்வது?

பதில் : மஞ்சள்காமாலையை உருவாக்கக்கூடிய அதே நோய்க் கிருமிகளை உடலுக்குள் செலுத்த வேண்டும்.

கேள்வி : நோய்க்கிருமிகளை உடலுக்குள் செலுத்துவதன் மூலமாக என்ன பலன்?

பதில் : உங்கள் உடலில் குறிப்பிட்ட நோய்க்கு எதிரான நோய் எதிர்ப்பு சக்தி உருவாகும்.

கேள்வி : நோய்க்கு எதிராக எதிர்ப்பு சக்தி உருவாகுமா? அல்லது நோய்க்கிருமிகளுக்கு எதிராகவா?

பதில் : மன்னிக்கவும். நோய்க்கிருமிகளுக்கு எதிராகத்தான்.

கேள்வி : நோய்க்கிருமிகளை எவ்வாறு கொடுப்பீர்கள்? நோய்க் கிருமிகள் நோயை உருவாக்கும் என்றும் கூறுகிறீர்களே? நோய்களுக்குக் காரணம் நோய்க்கிருமிகள் தான் என்று கூறுபவர்களும் நீங்கள் தானே?

பதில் : ஆம். நோய்களுக்குக் காரணம் நோய்க்கிருமிகள் தான்.

கேள்வி : பிறகு, ஏன் நோய்க்கிருமிகளை தடுப்பூசி என்ற பெயரில் உடலுக்குள் செலுத்துகிறீர்கள்? அது நோய்களை உருவாக்காதா?

பதில் : உங்கள் கேள்வி சரி தான். நாங்கள் நோய்க்கிருமிகளை அதே வீரியத்தில் கொடுப்பதில்லை. அதனுடைய வீரியத்தை குறைத்துத்தான் நாங்கள் கொடுக்கிறோம். ஆகவே, அது நோயை ஏற்படுத்தக் கூடிய திறன் பெறாததாகத்தான் இருக்கும்.

கேள்வி : நோயை உருவாக்கக்கூடிய திறன் பெறாத ஒரு நோய்க்கிருமி நமக்கு நோயைத் தோற்றுவிக்காது இல்லையா?

பதில் : ஆம். நோயைத் தோற்றுவிக்காது.

கேள்வி : நோயைத் தோற்றுவிக்காத, பலவீனமான, ஏறக்குறைய இறந்துவிட்ட ஒரு கிருமிக்கு எதிராக நோய் எதிர்ப்புசக்தி எவ்வாறு உருவாக முடியும்? அதுதான் நோயையே தோற்றுவிக்க முடியாதே? பிறகு எப்படி நோய் எதிர்ப்பு சக்தி உருவாகும்? நோய் என்பது கிருமிகள் வீரியத்துடன் இருந்தால்தான் உருவாகும். அந்த வீரியமிக்க கிருமிகளுக்கு

எதிராகத்தான், வீரியமிக்க நோய் எதிர்ப்பு சக்தியும் உருவாக முடியும். அதைப் போன்றே வீரியம் குறைந்த மிக பலவீனமான நோய்க்கிருமிக்கு எதிராக, அதே அளவுக்கு பலவீனமான, எந்தத் திறனும் இல்லாத, மிகவும் வீரியம் குறைந்த எதிர்ப்பு சக்தியே உருவாகும். இதற்கு உங்கள் பதில் என்ன? அதாவது, நீங்கள் கொடுக்கும் எந்த ஒரு தடுப்பு ஊசிக்கும், மருந்துகளுக்கும் எந்த சக்தியும் கிடையாது. அப்படித் தானே?

பதில் : நாங்கள் என்ன கற்றுக் கொடுக்கப்பட்டோமோ அதைத்தான் கூற முடியும். எங்கள் மருத்துவர்களை கலந்து ஆலோசிக்க வேண்டும்.. உங்கள் கேள்விக்கு இப்பொழுது எங்களிடம் பதில் இல்லை. உங்கள் கேள்வியில் உண்மை இருக்கிறது. இதற்கான பதில் எங்களிடம் இல்லை என்பதையும் உணர முடிகிறது.

கேள்வி : சுய உணர்வும், சுய சிந்தனையும் இல்லாமல் எப்படி ஒரு மருத்துவம் மனிதர்களுக்கு நன்மையை பயக்க முடியும்?

பதில் : மருத்துவப் புத்தகங்களில் என்ன எழுதியிருக்கிறதோ, அதைத்தான் நாங்கள் கூறுகிறோம்.

கேள்வி : அதைத்தான் நீங்கள் செய்யவும் செய்வீர்களா?

பதில் : நாங்கள் ஏவப்பட்ட பிரகாரம் செய்கிறோம்.

கேள்வி : உங்களுடைய ஆங்கில மருத்துவத்தில் இவ்வளவு தவறுகளும், நம்பிக்கைக்கு தகுதியில்லாத விஷயங்களும் இருந்தால் கூடவா நீங்கள் அதை மக்களிடம் பிரயோகிப்பீர்கள்? நியாயமாக நீங்கள் கூறுங்கள். அதை செய்யலாமா? செய்யக் கூடாதா?

பதில் : செய்யக்கூடாது தான்.

கேள்வி : இப்போது மஞ்சள் காமாலை நோய்க்கு தடுப்பு கிருமிகள் ஊசிகள் மூலமாக செலுத்துகிறோம் என்று செய்து கொண்டிருக்கும் செயலை செய்யலாமா?

பதில் : கூடாதுதான்.

கேள்வி : டி.பி.நோய்களிலிருந்து காப்பாற்றுவதற்காக டிபி நோய் கிருமிகளை வைத்திருக்கிறோம் என்று கூறுகிறீர்களே அது டி.பி.யைத் தடுக்கும் என்று இனியும் நீங்கள் கூறுவீர்களா?

பதில் : கூற முடியாது தான்.

கேள்வி : போலியோவை இவ்விதமே உங்களால் தடுக்க முடியுமா?

பதில் : உங்களுடைய கேள்வியின் அடிப்படையில் எங்களிடம் பதில் இல்லை என்பதுதான் நாங்கள் இப்போதைக்கு கூற முடியும்.

கேள்வி : சரி, இப்பொழுது உங்களுடைய உலக சுகாதார நிறுவனம் கூறக்கூடிய யானைக்கால் தடுப்பு மருந்து என்று கூறி மருந்துகளைக் கொடுக்கிறீர்களே அது தடுப்பு மருந்தா? அல்லது யானைக்கால் நோய்க்கிருமிகளை கொல்லக்கூடிய மருந்தா?

பதில் : யானைக்கால் தடுப்பு மருந்து அல்ல; கிருமிகளைக் கொல்லும் மருந்துதான்.

கேள்வி : யானைக்கால் நோய்க்கிருமிகள் உடலில் சிறிய அளவில் தான் தொற்ற ஆரம்பிக்கிறது இல்லையா?

பதில் : ஆம்.

கேள்வி : சிறிய அளவில் நோய்க்கிருமிகள் இருக்கும் போது, நோயை உருவாக்கக்கூடிய அளவுக்கு அதனுடைய பெருக்கம் போதாது அல்லவா?

பதில் : ஆம்

கேள்வி : ஆனாலும், ஒரு யானைக்கால் நோய்க்கிருமி தொற்றி இருந்தாலும் அந்தக் கிருமி நோயை ஏற்படுத்தக் கூடிய முழு வீரியத்தைக் கொண்டது தானே?

பதில் : ஆம். ஒரு யானைக்கால் கிருமி இருந்தாலும் அது முழு வீரியத்துடன் தான் இருக்கிறது. ஆனாலும் அதனுடைய தொகை பெருக்கத்தின் அளவு குறைவாக இருப்பதன் காரணமாக, நோய் அப்போதைக்கு உருவாவதில்லை.

கேள்வி : ஆக, உடலில் தொற்றியிருக்கும் அந்த சிறு தொகையிலான யானைக்கால் நோய்க்கிருமிகள் நோயை உருவாக்கக்கூடிய அளவுக்கு பெருக்கம் இல்லை என்றாலும், ஒவ்வொரு நோய் கிருமியும் நோயை உருவாக்கக்கூடிய வீரியத்தை முழுமையாகக் கொண்டிருப்பதன் காரணமாக, நோயை எதிர்த்து அழிக்கக்கூடிய அதே வீரியமிக்க நோய் எதிர்ப்பு சக்தியை உருவாக்கும் இல்லையா?

பதில் : ஆம்

கேள்வி : அதாவது, எங்கெல்லாம் யானைக்கால் நோய் பரவலாக இருக்கிறது என்று கருதுகிறீர்களோ அங்கெல்லாம் யாருக்கு

யானைக்கால் நோய் இல்லையோ அவர்களுக்கு நோய் எதிர்ப்பு சக்தி உடலில் நிச்சயமாக உருவாகி இருக்கிறது என்று கொள்ளலாம் இல்லையா? அல்லது அவர்களுக்கு நோய் எதிர்ப்பு சக்தி உருவாகும் பாதுகாப்பு சாத்தியக்கூறுகள் பலமாக இருக்கிறது என்பதையும் அறிய முடிகிறது அல்லவா?

பதில் : ஆம்

கேள்வி : இப்பொழுது நீங்கள் கொடுக்கக்கூடிய யானைக்கால் நோய்க்கிருமிகளுக்கு எதிரான மருந்து உருவாகிக் கொண்டிருக்கும் எதிர்ப்பு சக்தியை தடுத்துவிடும் அல்லவா?

பதில் : ஆம். யானைக்கால் நோய்க்கிருமிகளுக்கு எதிரான மருந்து, ஒவ்வொருவரின் உடலிலும் உருவாகிக்கொண்டிருக்கும் யானைக்கால் நோய்க்கு எதிரான எதிர்ப்பு சக்தியை அழித்துவிடும். அல்லது வீணாக்கி விடும் என்பது உண்மைதான்.

"இனி உங்கள் எதிர்காலம் உங்கள் கையில்!

10

தடுப்பூசிகள், தடுப்பு மருந்துகளை நம் குழந்தைகளுக்கு கண்டிப்பாகப் பயன்படுத்தித்தான் ஆக வேண்டுமா?

அப்படி மேலை நாட்டுச் சட்டங்களைப் போன்று கட்டாயச் சட்டங்கள் தமிழகத்தில் நடைமுறையில் இருக்கிறதா?

தடுப்பூசிகளை போடாத குழந்தைகளுக்கு பிறப்புச் சான்றிதழ் வழங்குவதில் சிக்கல் உள்ளதா?

... என்பன போன்ற நடைமுறை சந்தேகங்களுக்கு தகவல் உரிமைச் சட்டத்தின் அடிப்படையில் பெறப்பட்ட இந்த அரசு ஆவணம் உங்களுக்கு பதிலளிக்கும்.

<u>பொது சுகாதாரம் மற்றும் நோய் தடுப்பு மருந்து துறை</u>

ந.க.எண்.48590/த.ஊ/இரு.1/2010

பொது சுகாதாரம் மற்றும் நோய் தடுப்பு மருந்து
துறை இயக்ககம்,
359, அண்ணா சாலை,
தேனாம்பேட்டை,
சென்னை – 600 006.
நாள் 26–03–2010

பொருள்: பொது சுகாதாரம் – தகவல் அறியும் உரிமைச் சட்டம் – திரு. அ. உமர் பாரூக், கம்பம் – கோரிய விவரங்களுக்கு பதில்.

பார்வை: மனுதாரரின் கடித நாள் 1–3–2010 இவ்வலுவலக ந.க.எண். 35260/மாசுபுமை–1/த.அ.உ.ச/2010, நாள் 19–3–2010.

பார்வையில் காணும் கடிதத்தில் கேட்டுள்ள விவரங்கள் தடுப்பூசி தொடர்பாக கீழ் கண்டவாறு பதில் அனுப்பப்படுகிறது.

1) <u>கேள்வி:</u> தமிழ்நாட்டில் பிறக்கும் குழந்தைகளுக்கு கட்டாயமாகத் தடுப்பூசி போட்டே ஆக வேண்டும் என்று வலியுறுத்தும் கட்டாயத் தடுப்பூசிச் சட்டம் எதுவும் நடப்பில் இருக்கிறதா ?
<u>பதில்:</u> நடப்பில் இல்லை.

2) <u>கேள்வி:</u> குழந்தையின் பிறப்பு பதிவுச் சான்றிதழ் பெற விண்ணப்பிக்கும் போது, தடுப்பூசி போடப்பட்ட விபரங்களைத் தரவேண்டிய அவசியம் உள்ளதா ?
<u>பதில்:</u> அவசியம் இல்லை.

3) <u>கேள்வி:</u> குழந்தையின் பெற்றோர் தடுப்பூசி போடப்பட்ட தகவல்களைத் தராமல் இருந்தால் சம்பந்தப்பட்ட அலுவலர் பிறப்புச் சான்றிதழ் வழங்காமல் நிறுத்தி வைக்க முடியுமா ?
<u>பதில்:</u> பிறப்புச் சான்றிதழை நிறுத்தி வைக்க முடியாது.

பொது சுகாதாரம் மற்றும் நோய் தடுப்பு
மருந்து துறை இயக்குநருக்காக, சென்னை–6.
31/3/10

பெறுநர்:
Healer. அ. உமர் பாரூக்,
செயலாளர்.
அக்குபங்சர் ஹீலர்ஸ் ஆர்கனைசேசன்,
33ஏ, கிராமச்சாவடி தெரு,
கம்பம் – 625 516.
தேனி மாவட்டம்.

நகல்: மகப்பேறு மற்றும் குழந்தைகள் நலப் பிரிவு
மாசுபுமை –1 பிரிவு.

Reference Books and Articles:

- Good Bye Germ theory & Dr.William Trebbing
- Rethinking pauster's Germ Theory & Nancy Appleton
- Phillosphy of Natural Therapeutics & Dr.Hendry Lindhlar
- Dr.Jackup puliyel Articles (The Hindu)
- Dr.Bhargava's ""Politics of polio" Artilce (The Hindu)
- Beuchamp or Pasteur & Ethel Douglas Hume
- VRAN and ANTI VACCINATION Websites
- டாக்டர். புகழேந்தி MBBS, அவர்களின் பேட்டி
  (ஜூனியர் விகடன் மற்றும் விஜய் டி.வி)
- *''நீங்களும் ஆங்கில மருத்துவராகுங்கள்'' -*
  டாக்டர்.ஃபஸ்லுர் ரஹ்மான் MBBS,MD,DV,MRHS,Ph.D
- *தடுப்பூசிகள் ஒரு மாற்றுப்பார்வை*
  (நலம் கான்பெடரேசன் மற்றும் தீபா பதிப்பக வெளியீடு)